新型コロナウイルスとの戦い方はサッカーが教えてくれる

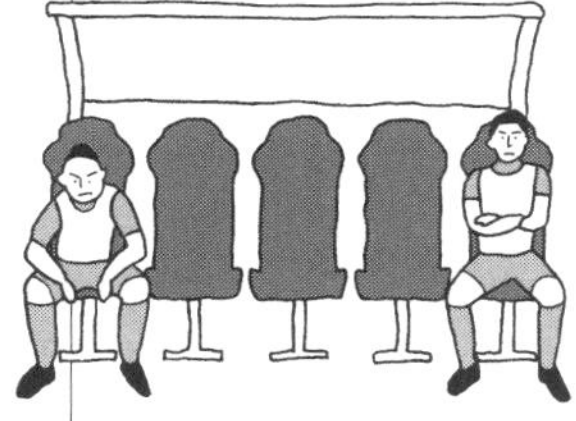

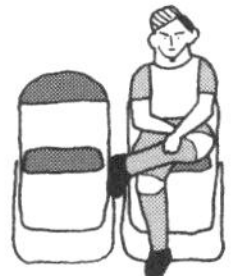

Kentaro IWATA
岩田健太郎

X-Knowledge

WARMING UP

サッカーと感染症対策は親和性があります

本書は新型コロナウイルス感染症を中心とした感染症の本です。サッカーの本ではありません。

僕はサッカーに関しては素人です。小学生の時から部活でやってただけで全然上手じゃなかったですし、指導者とか審判としての訓練を受けたわけでも、その才能があるわけでもありません。ただのサッカー好きなおっさんです。

新型コロナウイルス感染症は世界的な流行（パンデミック）を起こしており、世界中でこの感染症と無縁でいられる人は皆無になりました。よって、誰もがこの感染症について知りたいと思っていますし、また知る必要があります。

ところが、これがなかなか容易ではないのです。

感染症とは、目に見えない微生物（ウイルスとか）が起こす病気です。ウイルスは目に見えませんから、その「概念」を理解するのは結構難しいのです。目に見えないウイルスが社会の中で感染を広げているわけで、「概念」理解が出来ていないと過剰に怖がってパニックに陥ってしまったり、逆に楽観に過ぎて防御に失敗したりします。実際のところ、大学で微生物学とかを勉強したはずの看護師さんや医者でも、しばしば感染症概念の理解はうまくできていなかったりします。ましてや専門外の一般の皆さんがこれを理解するのは結構大変なのではないでしょうか。

ところで、サッカーはわりと感染対策と親和性が高いスポーツだと思います。もちろん、これは完全に偶然なのですが。

例えば、「ゾーン」という概念があります。サッカーの場合は守備（ディフェンス）のときにゾーンという概念を用いますね。シンプルな言い方をすると、選手（マンマーク）ではなく、ゾーンで守る。そんな使い方をします。

ゾーンというのは空間です。感染対策でも「空間」という概念はしばしば使います。例えば、微生物で汚染されたレッドゾーンとそうでないグリーンゾーンを分ける「ゾーニング」という概念がそうです。

サッカーにおける「ゾーン」は必ずしも固定的な概念ではありません。例えば「左サイド」という「ゾーン」があったとしても、それは非常に広いゾーンのこともありますし、タッチライン沿いの比較的狭いゾーンかもしれません。局面、局面によってそのゾーンは広がったり、狭くなることもあるでしょう（素人なので、適当なことを言ってます）。選手交代や、敵味方の戦術の変更、得点や失点、退場などのシチュエーションの変化によってもゾーンの範囲は変わることでしょう。それは監督の指示で変わることもあるでしょうし、事前の練習やミーティングで決定された「変更」をチームが独自にとることもあるでしょう。選手個々の判断で独自に変えることだってあるかもしれません。

同様に、感染症におけるゾーニングも必ずしもスタティック（静的）な固定的な概念ではありません。レッドとグリーンの境界線はしばしば変更されます。患者の数が増えたり減ったりすれば、ゾーンを広くしたり狭くしたりせねばならないからです。

こうやって考えてみると、感染症におけるゾーニングの概念は、サッカーになぞらえるとわりと分かりやすい。少なくともサッカーを知っている人にとっては分かりやすい。

感染症の概念を伝えるのはとても難しい。すでに申し上げたとおりです。ですから、手を変え品を変え、あの手この手を使って繰り返し繰り返しお伝えする必要があります。あるときは、生物学的な観点から、あるときは看護学的な観点から、あるときは社会学・心理学的観点から。相手の理解しやすい領域になぞらえて、うまく伝わるように、うまく伝えるように尽力するのです。

本書は、「サッカー」という媒介を通してだったら、伝わりやすそうな読者を想定した本です。かえって、それじゃ、分かりにくい、という方には本書は向いていません。このまま閉じて、書店の棚にお戻しいただくほうがいいのかもしれません。

とにかく、新型コロナに無関係な人は日本には（あるいは日本語を解する人のいる外国で）一人としていません。なんとか、必要なメッセージをお伝えしたい。そんな思いで本書は作られました。時間がない中での突貫工事ですから、電話やスカイプを活用して口述で大きな構造を作り、文字起こししたゲラを修正する形で本書は作っています。突貫工事ですから「粗さ」はありますし、細かいデータや文献リストなどは省略せざるを得ませんでした（すみません）。が、内容の妥当性は損なっていないものと個人的には考えています。間違いなど万が一ございましたらぜひお知らせください。内容に関する責任は当然筆者の岩田にございます。

本書が「伝わる」一助になりますことを。

STARTING LINEUP

WARMING UP 3

1ST HALF 思考編

LESSON.1 ウイルスの正体

最強の敵をスカウティング これまで人類が経験したことのない戦い 20

熾烈なウイルスと人類の攻防史 まだ克服できていないウイルスはたくさんある 26

戦い方の原則とは？ サッカーと同じで「状況判断」が一番大事 35

LESSON. 2 対コロナのプレッシング戦術考

PCR検査というテーゼ

全員検査は全員マンマークと同じで非常識な戦術 42

「可能性はゼロではない」ロングシュート症候群 45

無闇な検査の拡大は無謀なスライディングの連発 53

LESSON. 3 リスク・コミュニケーションの原則

リスクの伝え方で失敗する日本

マスク2枚という迷采配が教えてくれたこと 60

絶対に負けることのない厚労省の最強戦術 66

パニックはなぜ起きるのか？

メディアの情報が信用できない理由 70

専門家と素人の溝を埋めるために必要なこと 74

COOLING BREAK 給水タイム

そもそもウイルスとは何ですか？

微生物は孫悟空のように瞬間移動できない 81

ヤマザキパンが腐らない本当の理由 87

LESSON.4 ゼロリスク思考への処方箋

「可能性はゼロではない」症候群

マスク狂騒曲という名のキック・アンド・ラッシュ 94

遠藤保仁が不要不急のシュートを打たない理由 98

「安心」ではなく「安全」を求めよ

本当に危機が迫っているときは不安になるべき 100

「満員電車」という常識を疑え
できない理由を探すから進歩できない 104
マリノス優勝が示唆する感染対策の王道 106
未来の目で現在を見る
クルーズ船の退場理由は日本の非常識 113
COOLING BREAK 給水タイム
そもそも感染って何ですか？
エアロゾルは無視してかまわない 118
遺体からウイルスは飛び出してこない 122

LESSON.5 ウイルスとの戦い方

ロックダウンの判断基準
経済を根拠にやらないのは経済的な理由で間違い 130

正しく怖がる方法
わからないというのを判断基準にする 134

感染症対策の原理原則
最前線でのバンザイ・アタックは絶対ＮＧ 139

対感染症ゾーンディフェンス
感染規模に合わせたラインコントロールが大事 145

失敗を前提に戦う
サッカーも感染症対策もプランＡに固執すると負ける 152

失敗を受け入れたイギリスと無視する日本 155

LESSON. 6 ウイルスとともに生きる方法

共存か鎖国か2つの選択
新型コロナウイルス感染症が日常になる現実 164

システム論のすすめ
「個」ではなく「システム」を問う社会に 169

非常事態という免罪符
間違いを認められない日本社会の病巣 175

HALF TIME 選手紹介 PLAYER INTRODUCTION 岩田健太郎（背番号7）
私の悲惨なサッカー遍歴
サッカー強豪校に入部も出場機会に恵まれず 181
世界一感染症に詳しいヴィッセル神戸のサポーター 185

2ND HALF 実践編

LESSON. 7 スポーツイベント開催の是非

Jリーグ開催の判断基準
ゼロリスクを求めると試合は永遠に開催できない 192
いかに理性的に危険をおかせるかが大事 194
試合延期や中止の判断基準
選手に感染者が出たらJリーグを中止すべきか？ 200

無観客が合理的な理由
空気とか雰囲気で戦術を立ててはいけない 206
無観客が現実的かつリーズナブルな選択肢 209

子どものサッカー大会の是非
サッカーと新型コロナの相性は悪くない 212
緊急事態下の学校再開は不揃いなオフサイドトラップ 214

LESSON. 8 スポーツにおける感染症対策

チームができる対策
チーム編成は若い選手で監督はテレワークに 218
選手が謝罪する必要はまったくない 221
風邪の症状がある選手は練習にも絶対に出させない 224

選手ができる対策
試合前の整列も室内でのミーティングも禁止に 227
試合中に避けた方が良いプレーとは？ 231

観客ができる対策
感染リスクを下げるには隣の人との距離が大事 241
ハイタッチやヤジはなるべく避ける 243
サーモグラフィはほとんど意味がない 248

ADDITIONAL TIME 新型コロナウイルスとの共存の未来

世界規模の大会の展望
オリンピックまでに抑え込めない可能性の方が高い 254
長期戦で大切なのは走り続けないこと 257

日本の感染症対策と忖度文化
厚労省の医系技官は感染症に対してはド素人 259

それでも正しく怖がるべき
起死回生の「マイアミの奇跡」は起きるか？ 263

FULL TIME 268

写真 北村倫成
イラストレーション ぽらん社
ブックデザイン 鈴木成一デザイン室
編集協力 鈴木康浩
聞き手・編集 森 哲也（エクスナレッジ）
印刷 シナノ書籍印刷

1ST HALF
思考編

LESSON.1
ウイルスの正体

最強の敵をスカウティング

これまで人類が経験したことのない戦い

――**ダイヤモンド・プリンセス号**の一件以来、先生のツイッターをフォローしているのですが、感染症に関する有益な情報発信の合間に不意にサッカー関連のつぶやきがあり、とても気になっていました。もしや、かなりのサッカー好きではないかと?

サッカーは好きですけど、専門家ではありませんので。見るのもやるのも好きなだけの、ただのサッカー愛好家です。

――ツイッターに投稿していた**リフティングの映像**を見ましたが上手でし

ダイヤモンド・プリンセス号―豪華クルーズ船。乗船者に感染者が出たことから2月3日から横浜にて検疫・隔離措置をとるも、多数の感染者を出した。岩田教授はDMATのメンバーとして乗船するも即日下船を命じられる。その後、感染症対策が徹底されていない船内の惨状をYouTubeで告発した。

た。

あれはシャレですよ。あとから、いつもスクールで教えてもらっているヴィッセル神戸のコーチにボールに回転をかけてはいけないと指摘されました（笑）。

――ちゃんと練習されてるんですね。

僕はヘタなので、うまくなる余地はたくさんあるんです。もちろん運動能力に限界があるので、そんなべらぼうにうまくなったりはしませんが、判断というのは、どんどん進歩できるなと思っています。サッカーは判断がとにかく大事で、それは感染症の対策と基本的に一緒ですね。

――かつて**オシム**が「政治をテーマに話していると、頭が痛くなるだろう。でもサッカーのことになると、誰もが平等に頭が痛くなることなく

リフティングの映像――3月13日の投稿。両足を使い21回を記録も靴紐がほどけているぞとフォロワーから突っ込み。

オシム――イヴィツァ・オシム。元日本代表監督。2003年に来日し、低迷するジェフ千葉を復活させると当時のナビスコ杯を獲得。創造性あふれるトレーニングで選手に考えて走ることを体現させた。メディアの質問に対する答えもユーモアに富み、「オシム語録」は一世を風靡。日本代表監督時代に脳梗塞で倒れて志半ばで退任した。

ちゃんと何時間も話せるんだ」と言っていたのを思い出し、サッカーをたとえに感染症のイロハをわかりやすく解説してもらえないかと今回の本を企画しました。多くのサッカーファンの感染症リテラシーを上げることで、サッカーファンから日本がコロナ禍を乗り越える風を起こせるのではないかとひそかな野望を抱いています。

それでは、サッカーの試合と同じように前半・後半に分けたいと思います。前半は思考編と題して、感染症対策の原則や基本、そして個と組織で我々はいかにしてウイルスと戦うべきなのかについてうかがい、後半は実践編として今後のスポーツイベントの開催の在り方などについてお聞きしたいと思います。できるだけ専門用語を使わずに、私のような感染症素人のサッカー馬鹿にも噛み砕いてざっくり伝えるというルールでお願いします。

まずは**現在の状況**を認識することから始めたいと思います。今回の新型コロナウイルスを私は完全にナメていました。中国で起きたときは他人事のように考えていたのですが、今はウイルスの怖さをこれでもかと思い

現在の状況—本書は4月上旬までに行ったWEBマガジン「タグマ!」でのインタビューや本書収録用に行った岩田先生との複数回の対話をもとに構成しています。5月上旬までの校正期間で適宜情報はアップデートしておりますが、会話の流れを生かすため情報を更新していない場合もあります。あくまで感染症対策の原理原則を知ることが本書の狙いですので、その心構えで本書の「観戦」に臨んでいただければ幸いです。

知っています。

100年に一度のことです。1918年にスペイン風邪が起きました。第一次世界大戦の最中でしたが、4000万人が死んでいます。それ以来と言える大規模のものだと思います。現在2万人くらいの方が亡くなっています。**エボラ出血熱**のときは2014年から2年間かけて1万5000人ほどの方々が亡くなっていますが、その数字をすでに超えていて、おそらくもっと多くの方々が亡くなるでしょう。ものすごく悲惨な感染症であることは間違いありません。

――100年前の**スペイン風邪**はほとんどの人が体験していません。そういう意味で人類はいま、未体験ゾーンにいるということでしょうか?

超未体験ゾーンになります。

エボラ出血熱―急性ウイルス性感染症。おもに患者の体液(血液、分泌物、吐物・排泄物)に触れることにより感染する。感染したサルやコウモリとの接触も感染のリスクがある。致死率は80%以上あったが、近年はケアの質が高まって50%を切ることも可能になりつつある。

スペイン風邪―1918年~1920年にかけて世界中で大流行したインフルエンザの俗称。流行した約3年間で当時の世界人口の3分の1にあたる約5~6億人が感染し、2000万人~4000万人が死亡したと言われる。「1918年パンデミック」とも呼ばれる。

――サッカー的にいうと、最強の敵が来襲したという感じなんでしょうか？

そうです。全く未知の相手ですね。これまで我々が経験したことのない戦いになります。

――現役選手で言えば**メッシ**級ですか？

メッシだとちょっとタチが良いような感じがするので、もっとタチが悪い相手です。

――エボラ出血熱もかなり厄介な相手ですよね。

エボラとは全然違います。エボラは新型コロナウイルスほど広がらないのです。ただ、死亡率が50％以上なので、どんどん人が死んでいきます。逆に

メッシ―リオネル・メッシ。FCバルセロナ所属、アルゼンチン代表。バロンドール賞を2009年に初めて受賞したのを皮切りに、2019年に4年ぶり6度目の受賞を果たし、歴代最多となった。バルセロナで挙げたゴールだけでも600ゴールを超える。どれだけ厳しくマークをされても相手に触れさせないでプレーできる稀有な存在。まさに、サッカー界の生ける伝説。

新型コロナウイルスの何が怖いのかといえば、8割の人が元気で、軽い風邪や、症状がないまま普通に生活が送れてしまい、そのまま治ってしまうことなんです。ということは、その間に感染が広がってしまう。それにより2割の人は重症化し、場合によっては亡くなってしまう。広がり方が半端ではありません。時限爆弾的で、極めてタチが悪いのです。エボラ出血熱のように感染したら発症して即死んでしまうような病気はアフリカの中央部の一部だけに残っているくらいで、新型コロナウイルスのように世界的規模の感染になることはまずありません。

熾烈なウイルスと人類の攻防史

まだ克服できていないウイルスはたくさんある

――新型コロナウイルスの感染者で治る8割は自然治癒ということですか？

そうです。この新型コロナウイルスにはまだ治療法がないので、極論すれば自然に治るか、死ぬか、のどちらかしかありません。

――ウイルスと人類の戦いはずっと続いてきたのだと思いますが、我々が生き残っているということは、これまでは基本的に人類が勝ってきたんですよね？

そうとは限らないですが、人類がまあまあ克服してきました。最初に人類がウイルス感染症に勝ったのは**天然痘**です。天然痘はエドワード・ジェンナーというイギリス人がワクチンを作りました。

ウイルスには抗生物質が効かないので、ウイルスの薬にはあまりレパートリーがないのです。ウイルスが細胞の中に感染したときに、薬も細胞の中に入らないといけなくて、すると最近の抗生物質とは異なり、なかなか効果的な薬は見当たりません。新型コロナウイルスに対してもいろいろな薬を試していますが、バチッと効く薬ができるかどうかはちょっと心もとないところがあります。ある程度は効くかもしれません。

やはりもっとも有効なのはワクチンです。ワクチンで病気をブロックしてしまうことが肝要です。

天然痘は死亡率が30%ほどの非常に怖い病気で、時代劇の将軍家光などで顔にブツブツとしたものが出る描写がありますが、昔の人はあのような描写のまま死んだり、治っても顔に痘痕が残ったりしたのです。今は痘痕を持っ

天然痘―天然痘ウイルスを病原体とする感染症の一つ。人に対して非常に強い感染力を持ち、全身に膿疱が発症する。致死率が平均で約20%から50%と非常に高い。

ている人はいません。ワクチンによって天然痘は１９７０年代に地球上から根絶されたからです。今、地球上にある天然痘は、アメリカが実験用に持っているぐらいで、後はほとんどありません。

　それからポリオという小児麻痺。元ブラジル代表の**ガリンシャ**がなっていた病気です。ガリンシャは左右の足の長さが異なるのですが、あれは小児麻痺のせいなんです。脊髄にウイルス感染を起こして神経をやられるポリオという病気だったようですが、昔、日本でもポリオに感染する人は少なからずいました。今はほとんどいなくなり、地球上から根絶できる一歩手前ぐらいです。麻疹（はしか）や水ぼうそうもワクチンが非常に効くのでかなり抑え込めました。風疹についていえば先天性奇形を引き起こします。心臓の病気などを引き起こすのですが、これもワクチンでかなり防ぐことができます。まだ風疹や水ぼうそうは時々流行を起こしていますが、ワクチンが非常に効くので、おそらくは抑え込むことができると思います。

　ＨＩＶはエイズの原因で、１９８１年に見つかった病気ですが、これはワクチンがありません。薬は結構効くのですが、薬を飲むのをやめてしまう

ガリンシャ―マノエウ・フランシスコ・ドス・サントス（１９３３年－１９８３年）。変幻自在のドリブルで世界最高のドリブラー、右ウイングと称された。左右の脚の長さが異なるハンデはドリブルでは大きな武器になったと言われている。愛称の「ガリンシャ」はポルトガル語で山岳に生息する小鳥「ミソサザイ」から。晩年はアルコール依存症を患い、49歳のときに肝硬変で亡くなった。

と、また発症してしまうので、薬を飲み続けないといけません。かなり抑え込んではいるけれど完全に根絶できてはいません。

B型肝炎はワクチンが非常に効きます。B型肝炎は、別名、ウイルス性肝炎といい、遠藤保仁選手や釜本邦茂さんがかかった病気ですが、これもワクチンをしっかりと打つことで将来的には恐らく根絶できます。

C型肝炎はすごく良い薬ができたので将来的には根絶できるでしょう。いわゆるウイルス性肝炎は、A型、B型、C型、D型、E型と5種類あるのですが、そのうち一番大きな成果と言えるのは、B型とC型は薬とワクチンができたことで、将来的にはほぼほぼ克服できるだろうという見込みです。

――ワクチンで予防して、薬で治すというのが感染症の原則ということですね。

そうです。ウイルスには薬はあまり効きませんが、C型肝炎の治療薬だけは例外的に非常によく効きます。薬を12週間飲むとC型肝炎がなくなるというものです。これでC型肝炎は根絶可能だと言われています。インフルエンザやヘルペスの薬は、ウイルスの増殖を抑えることはできますが、非常に効くというわけではありません。タミフルもそんなに効きません。

──ウイルスとの戦いの歴史、なかなか熾烈ですね。

ウイルスとの戦いは、ワクチンで克服したり、克服できなかったり、薬で抑え込んだりします。人類もそれなりに頑張っていますが、まだ克服できていないウイルスはたくさんあります。インフルエンザは毎年流行しているし、根絶には到底至っていません。インフルエンザはワクチンや薬があるにもかかわらず抑え込めていないのです。

──今回の新型コロナもSARSもコロナウイルスということを最近まで知りませんでした。

そうです。コロナウイルスは、もともと風邪のウイルスですが、2002年、2003年に中国でSARSというコロナ、2012年に中東でMERSというコロナが見つかりました。今回は新発見された7番目のコロナウイルスです。中国で見つかるウイルスは割と多いんです。

——なぜですか？

野生動物が多いし、中国人は野生動物をよく食べます。その野生動物と接触してウイルスが増えていくと言われています。SARSのときもハクビシンという哺乳類が元と言われています。今回の新型コロナウイルスは、元の動物が実はまだよくわかっていませんが、何かの動物が元になっていたのでは、と言われています。

——今回の新型コロナウイルスに関しても薬の効果はそこまで期待できないですか？

SARS—重症急性呼吸器症候群。2002年から2003年にかけて中国広東省や香港を中心に8096人が感染し、774人が死亡した（WHO発表）。

MERS—中東呼吸器症候群。2012年9月以降、サウジアラビアやアラブ首長国連邦など中東地域で広く発生し、2494名が感染、858名が死亡（WHO発表）。

それはわからないです。今はいろいろな薬を試していて、エイズの薬が効くのではないかと言われていましたが、臨床試験では効果がなかったですね。今はインフルエンザの薬であるアビガン、マラリアに効くクロロキンという薬などを試して、うまくいくかどうか臨床試験をしているところですが、これが効くとはっきりわかっているものは現時点ではありません。ワクチンもこれが効くというものはまだわかっていません。

——インフルエンザのように季節性はあるのでしょうか?

暑くなって湿度が高くなると活動が減るのではないかと言われています。ただ、なくなるかどうかはわかりません。今、南半球は夏ですが、アルゼンチンやブラジル、オーストラリアやニュージーランドでも流行しているので、なくなるというのはなさそうです。

――1回感染すると免疫がつくというのは本当でしょうか？

それもわからないです。一応、抗体はできるので、それなりに免疫はつくのですが、それがずっとつくのかどうか。インフルエンザは1回かかっても、1年ほど経過すると免疫がなくなってしまいます。だからインフルエンザワクチンは毎年打たないといけないのです。そうすると、たとえ新型コロナウイルスのワクチンができても、それがどれぐらい効くのか、終生免疫がつくのか、その辺りもまだわかっていません。

――すでに2回感染している人もいるという話も出ています。

それはまだ噂のレベルです。2回感染しているというけれど、1回目が完治していない可能性もあるし、詳細はわかりません。いずれにせよ2回感染すると突然死するというのはデマだと思います。

――1回感染したからこれで安心だ、とも言えないし、危険だとも言えない。

もしかしたら1回感染することで免疫がつき、2回目は軽く済むかもしれない。重症化するリスクが下がるかもしれません。でも、それも現段階ではすべて仮説です。人類が初めて遭遇する病気なので、わかっていないことの方が多いです。専門家の多くが言っていることも仮説です。証明されたわけではありません。

戦い方の原則とは？

サッカーと同じで「状況判断」が一番大事

――現在の世界と日本の状況をどのようにご覧になっていますか？

パンデミックと言われる状況で、世界中で流行が起こっています。特にヨーロッパではイタリアとスペインを中心にものすごい速さで感染者が増え、死亡者も増えていきました。アメリカ合衆国も感染のコントロールが効かないような状況に苦しんで死者が世界最多となっています。

感染症が起きているグループを**クラスター**と言いますが、日本はクラスターがわかると、その**濃厚接触者**を探して、健康監視をして、発症したら入院させる。ここまでやれば抑え込めるというものを繰り返してきたのです

パンデミック――感染症の世界的大流行を指す言葉。ペスト、コレラ、スペイン風邪など感染症によるパンデミックは昔から世界的に甚大な被害を引き起こしてきた。新型コロナウイルスではWHOが3月11日にパンデミックを宣言した。

クラスター――感染症においては「小規模な患者の集団」の意味で使われる。つまり集団感染。クラスター(Cluster)の意味は、「群れ、集団」なため、同じ趣味や考えを持った集団の意味で他の分野でも使われる。サッカークラスタ、戦術クラスタはサッカーファンにはおなじみ。

濃厚接触者――国立感染症

が、3月に入りどこで感染したのかわからない、という感染経路不明という人が徐々に増えてきて、4月に東京、大阪などの都市部で一気に増えてきた。感染者が急増している地域ではクラスターを探して抑え込むというフェーズはとっくに過ぎていて、もっと検査を行い感染の広がり方を把握して抑え込みにかかるフェーズになります。つまり、後から感染を追いかけるのではなく、先回りして事前に感染を抑え込む対策をとる時期になっているということです。それでも、ひとたび感染爆発が起きてしまうと、抑え込む方法すらわからなくなり、イタリアのようになってしまうわけです。

このように状況は刻々と変わっていきますので、その状況に応じた正しい判断をすることがとても大事です。これはサッカーとまったく一緒ですが、感染症対策において一番大事なのは「判断」です。今がどういう状況にあるのか正確に判断することで、次にどう対応すればいいのかがわかる。

――とはいえ、今回のようなパンデミックでは素人が正しく状況判断するのはとても難しいと思います。本来的には誰が判断すべきなのでしょう

研究所の4月20日時点の発表によれば、その定義は「患者と同居あるいは長時間の接触」「適切な感染防護なしに患者を診察、看護もしくは介護」「患者の気道分泌液もしくは体液等の汚染物質に直接触れた可能性が高い者」「手で触れることの出来る距離(目安として1メートル)で、必要な感染予防策なしで、『患者』と15分以上の接触があった者」とされる。患者は確定例が前提。同日の発表では感染可能期間の定義を「発症日以降」から「発症2日前から」に変更した。

か？

それは我々感染症の専門医などのプロになります。プロならば見えている状況だけでなく、背後にある状況も推察し、判断できます。

――一般市民がまず判断を仰ぐべきプロはどこになりますか？

専門家会議……などですね。ただ、情報とは表面的なものです。感染したときの潜伏期間は5日ぐらいだと言われています。潜伏期というのは、ウイルスが体に入ってから病気を発症するまでの期間を指しますが、そこにタイムラグがあります。病気になるまでに5日ぐらい。日本では4日間37・5度以上の熱が続いて治らない場合は病院に受診をして検査を受けましょう、となっています（5月8日に削除）。この時点で病気を発症してから4日間も延びているので、つまり、**ＰＣＲ検査**を受けて翌日に陽性になったことが判明すると、5日と4日と1日で合計10日ほど、つまり感染は10日前の出来事

ＰＣＲ検査―ポリメラーゼ連鎖反応（Polymerase Chain Reaction）の略。ＰＣＲという技術を用いてウイルスの遺伝子を増幅して検出する方法。本当は感染していないのに陽性と判定される偽陽性、本当は感染しているのに陰性と判定される偽陰性の数が一定数出るため、検査の数を増やせば増やすほど偽陰性・偽陽性が増えるというジレンマも生じる。

ということになります。そうすると「今、5人の感染者が出ています」と発表があれば、10日前の世の中を見ているわけです。ちょうどお星さまを見たときに、あの光は何年前の何光年の光というのと同じです。

――つまり、今日の状況を知るのは10日後になるということですよね。

目視できるのは10日後ですが、実際には予測できるということです。サッカーでも次にやる手はだいたい決まっていますよね。ボランチの選手がボールを持ったならば、前線の選手の手前にボールを落とすのか、背後を取るために裏に走らせるボールを蹴るのか、それともいったん繋ぐのか、ドリブルで運ぶのか。予測できる状況に応じたプレー判断の定石がいくつかあるわけです。

――やるべきプレー（行動）を判断する根拠というのは何になりますか？

基本的な考え方としては、データを見て、そこから判断します。これを**帰納法**といいます。それからもう一つ、ウイルスとはこういうものだから、こういうふうに振る舞うはずだ、と考える**演繹法**があります。帰納法と演繹法の両方を使います。さらに言えば、もし、こういうことが起きたら次はどうなるのか、という**仮説生成**というものがあります。我々はアブダクションと呼んでいます。仮説は複数立てます。我々はギャンブラーではないので「こうなるはずだ」と答えを1本に決めることはしません。簡単に言えば、悲観的なもの、楽観的なもの、その両方の仮説を立てます。悲観的、楽観的、それぞれいくつかのシナリオを用意して、どのシナリオでも対応できる最適なものを選びます。

難しい言い方をすると**ゲーム理論**と言います。例えば、一人のディフェンダーがいるとします。相手は右に抜いて来るか、それとも、左に抜いて来るか、という二択問題だったときに、相手がどっちに来ても対応できる場所に立つということです。それがゲーム理論です。右に来ることだけに賭けて一方に重きを置いて対応してしまうと、簡単に逆方向に抜かれる。逆もまた然

帰納法—個別的・特殊的な事例をもとにして、一般的・普遍的な規則・法則を見出そうとする論理的推論の方法。演繹法の対義語。

演繹法—前提となる事柄をもとに、そこから確実に言える結論を導き出す論理的推論。帰納法の対義語。

仮説生成—実験や観察によって得られた結論の側から、その結論となる現象を合理的に説明する仮定となる理論についての推論。

ゲーム理論—ゲームを行う場合、相手の手の打ち方を読み、できるだけ自分の得点を高くし、失点を少なくするにはどうするか、という方策を求める数学理

りです。２つの仮説のどちらか一方に賭けてしまうのはあまり良い手ではありません。普通は失敗することが多いです。相手が一流であればほぼ失敗するので、両極端の仮説を作り、正しい対応をとれるように目指すわけです。

論。経済、経営、政治など幅広く応用される。代表的なものに「囚人のジレンマ」がある。

LESSON. 2
対コロナのプレッシング戦術考

PCR検査というテーゼ

全員検査は全員マンマークと同じで非常識な戦術

――状況を正しく認識するという意味では、「検査」によるデータもひとつのテーマになるのではないかと思っています。基本的に岩田先生は「**陰性を証明するためのPCR検査**は必要ない」とおっしゃっています。とはいえ、検査自体の数が少ないので、感染者はまだ少ないといっても、「検査をやっていないからじゃないか？」という疑問がどうしても出てきます。**検査体制の問題**かと思いきや、医療崩壊の問題もセットで語られたりして、いろんなものがごちゃごちゃになっていますよね。

陰性を証明するためのPCR検査―PCRに限らずどんな方法でも「感染していない」と証明することは不可能なため。厚生労働省も5月3日時点のHPで患者について「医療保健関係者による健康状態の確認を経て、入院・宿泊療養・自宅療養を終えるものであるため、療養終了後に勤務そうです。ごちゃごちゃになっているので一つずつ整理するのが大事です。**デカルト**は「困難は分割せよ」と言っています。

まず検査はあくまでも手段にすぎません。検査を主題に考えるから不毛な議論になってしまいます。

そして、検査が多いのか、少ないのかはあくまでも状況が決めることです。サッカーの試合で「相手チームは1試合でシュートを30本打っているけれど、お前らは5本しか打っていない。もっとシュートを打て」という話があるとします。でも、ある試合は弱小チーム相手にずっと攻めていたからシュート数が増えたのかもしれない。逆に、強豪チームと対戦していて守っているがゆえにほとんどチャンスができない試合もあるでしょう。そうしたシチュエーションや文脈を無視して、単にシュートの数だけで判断しても意味がありません。相手が強ければシュートを打てないのが当たり前だからです。

韓国はものすごい数の検査をしているのに日本は全然検査をしていない、という指摘も、韓国がものすごい数の検査をしていたときは患者さんの数も

等を再開するに当たって、職場等に、陰性証明を提出する必要はありません」としているが、一方で入院患者の退院基準をPCR検査で陰性2回が必須としており、矛盾が指摘されている。

検査体制の問題──5月になり専門家会議は過去の海外での感染症流行の際に検査体制を拡充しなかったため、3月からの感染者急増に十分対応できなかったと指摘した。

デカルト──ルネ・デカルト(1596年-1650年)。フランス生まれの哲学者、数学者。「我思う、ゆえに我あり」は哲学史上でもっとも有名な命題の一つ。

相当数にのぼっていたということです。宗教団体から感染が広がり、何千人という患者さんが出た。だから濃厚接触者もよりたくさん出てしまった。したがって検査を増やさざるを得なかった。病院では検査をしきれなくなり、ドライブスルーで検査をするようになった。

でも、日本では現時点で何千人という患者さんが一度に出た事例は、47都道府県で一例もありません。まったくないのだから大規模な検査のニーズがないということです。ニーズがないのに無理に検査をする必要はありません。それはむやみやたらに「お前らもっとシュートを打て」と言うのと何ら変わりません。

シチュエーションが検査の数を生むのであり、その逆ではないんです。検査が必要なシチュエーションであれば検査の数は当然増えます。検査が必要ないシチュエーションであれば検査の数は増えません。検査が必要ないのに何千、何万件という検査をするのは検査キットの無駄遣いもいいところです。

――ただ、症状が出ない患者が結構います。

症状が出ない患者さんは無視していいんです。症状がない患者さんは治療をしませんから、入院もせずに済みます。WHO（世界保健機関）も「症状が出てから検査をしなさい」と呼び掛けています。イギリスも、スウェーデンもそうです。環境活動家のグレタさんが病気になっていましたが、スウェーデンは「重症患者でなければ検査をしない」とまで言っています。だからグレタさんは検査をしませんでした。基本的に全員検査はしないというのが世界共通です。全員検査を戦略にしている国は世界に一つもありません。
無症状の人まで全部しらみつぶしに検査をするのはリソースの無駄遣いだということですね。すべての選手に常にマンマークをしていろというようなもので、まったく無意味です。

「可能性はゼロではない」ロングシュート症候群

——症状がなくてもうつしてしまう可能性はありますよね？

WHO—World Health Organizationの略。人間の健康を基本的人権の一つと捉え、その達成を目的として1946年に設立された国連の専門機関。本部はスイスのジュネーブにある。事務局長は2017年に就任したテドロス・アダノム博士（元エチオピア外務大臣）。

〈愚かな全員検査というマンマーク戦術〉

陽性
陰性

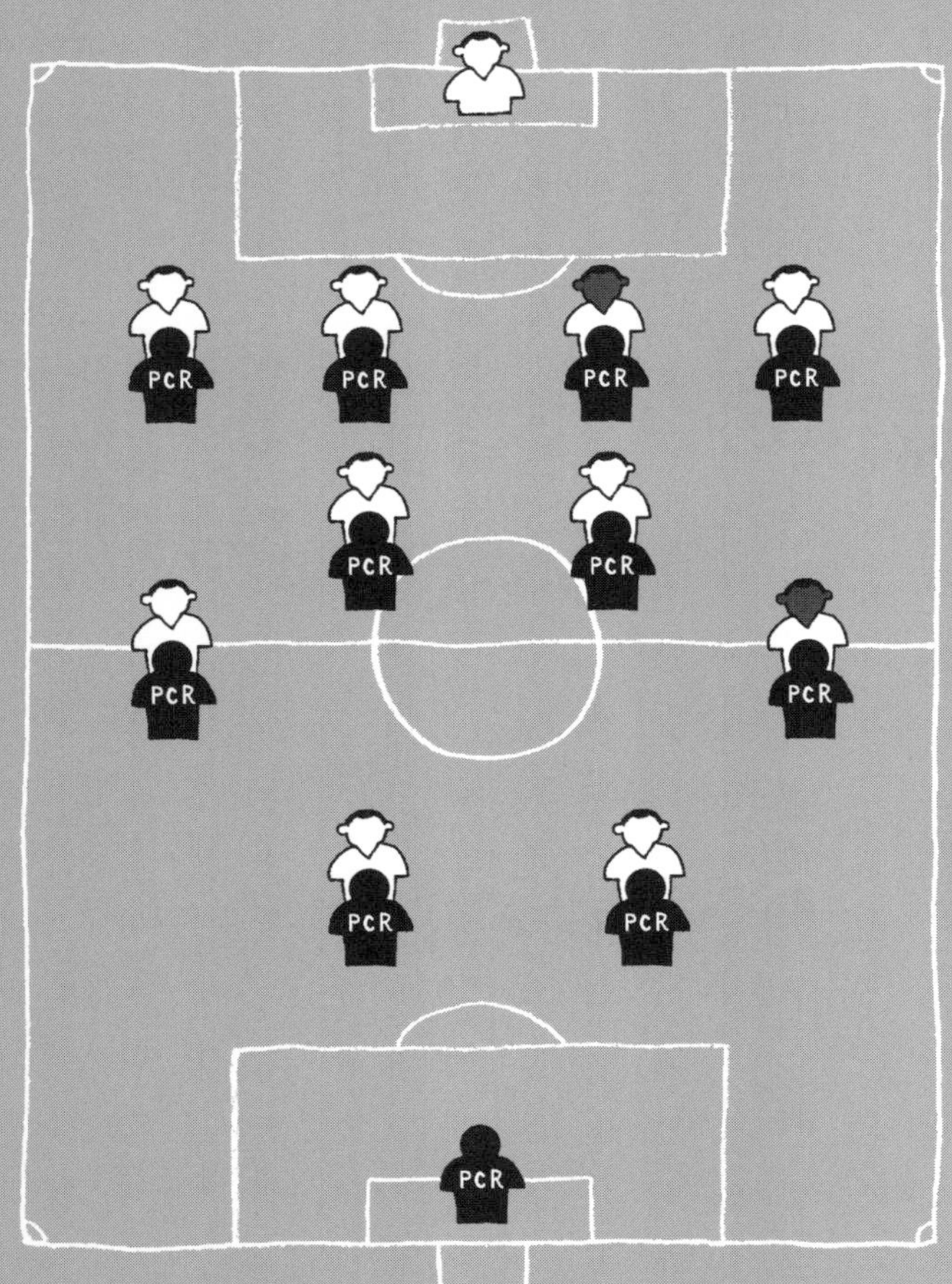

症状がなくてもうつしてしまうことは実は証明されていません。少なくともゴホゴホと咳をしている人と、全然咳をしていない人を比べれば、咳をしていない人の方がうつさない可能性が高くなるのは間違いありません。
人の喉に手を突っ込むことってありますか？

——餅をのどに詰まらせたりしない限りなさそうですね。

そうです。たとえ喉にウイルスがいても、手を突っ込んで、それを口や鼻や目に持っていかない限り、感染経路が存在しないのだから感染は成立しません。ウイルスが何かを伝って別の人にうつす経路がなければ問題にならないんです。だから、咳やくしゃみをしていない、まったく症状のない人の喉にウイルスがたくさん付着していても——もちろん、ものすごく大声で、目の前から「ウワー！」と叫んだら別かもしれないですが——少なくともゴホゴホ咳をしているような人と比べれば感染するリスクは低いです。

さきほどのご質問にあった「可能性がある」「可能性がない」という言い方をするのは未熟だと思います。可能性は高いか、低いか、で考えなければいけない。ロングシュートを打って決められる可能性があるか、ないか、という考え方がナンセンスなのと同じです。年に1回入るかどうかわからない、しかし「可能性がゼロではない」ロングシュートに対し、必死になってスライディングタックルを繰り返す行為は、ただの体力の無駄遣いです。スライディングタックルは自陣ゴール前の危険なエリアに入ってきた相手にとっておくべきです。シュートが入る可能性が高いか、低いかで判断していかなければいけません。

――検査体制の問題で、一部の専門家が「民間に出せばもっと検査ができる」と言っている点はどうでしょうか。

もっと検査をするのが妥当な状況であればそれは正しいけれど、そもそも検査が多いほうが良い、というのが前提になるのは間違っています。それは

「1試合にシュートを30本以上打つのが常に正しい」と主張することと同じです。30本以上打つべきゲームであればそうかもしれない。しかし、すべてのゲームがそうではない。そもそも、シュート30本を打つことを目標にすること自体がおかしい。相手、そしてシチュエーションがシュート数を決めるんです。

――感染者数の実態をすべて把握することは重要ではないんですね。

感染者全員を捕捉するのは不可能ですし、必要もありません。どこの国もやっていません。

――母数は知りたくないんでしょうか？

知りたくないです。知る方法もありますが、今は差し当たって必要ないです。感染が拡大している時期に大事なのは、何人の患者さんを入院させないといけないのか、この人は入院が必要なのか、それらを判断することです。軽症だったら家や軽症者用のホテルなどにいてもらい（症状が変化したときにすぐに救急要請、搬送できる体制は必要ですが）、感染の拡大をブロックすること。これはすべての国でやっていることで日本だけが特殊なわけではありません。

――そういう原則的な話がなかなか聞こえてきません。最初は「検査体制が整っていない」と言われ、今度は「検査を増やすと医療崩壊になる」ということを言われると、一体何が理由なのかと思ってしまいます。

それは日本政府の**リスク・コミュニケーション**が下手ということです。効果的なメッセージの出し方をしていないので、「検査を出し惜しみしている」とみんなが思ってしまう。

厚労省にはリスク・コミュニケーション部門がありません。アメリカの**CDC**（疾病予防管理センター）にはあるんです。日本ではコミュニケー

リスク・コミュニケーション―正確な情報にもとづき、リスクを適切に効果的に伝えること。情報をただ伝えるだけではなく、受け手の心に届くのかが非常に大事で、互いに意思疎通を

ションが「調和をとること」と勘違いされている。文句を言わない。黙っている。みんなの意見に合わせる。これがコミュニケーションだと思われがちなのですが、違います。本当のコミュニケーションとは、効果的で、正しくて、理解できるメッセージを伝え続けることです。

しかし日本は、安全安心の「安心」を与えるために、みんなを不安に掻き立てないために、「我々はちゃんとやっていますよ。問題ありませんよ。日本は大丈夫ですよ」と言い続ける。でも、多くの人は、根拠のない安心をアピールされるとかえって不安になります。実は何か裏があるんじゃないか？何かを隠しているんじゃないのか？　となる。

本来は、「安心」ではなく「安全」を確保するべく、現実を直視したメッセージを出し続けるべきで、「安心」で勝負をしてはダメなんです。まあ、厚労省の人たちは基本、上から目線なので、国民に本当のことを教えても理解できないだろうくらいに思っているのかもしれません。そうして自分たちが間違っていないと繰り返せば繰り返すほど、この人たちは危ういなと思われてしまうわけです。菅官房長官のように、私は絶対に正しいとか、適切に

図りながらリスクの低減に取り組むのが目的になる。

CDC―アメリカ疾病予防管理センター。Centers for Disease Control and Preventionの略。ジョージア州アトランタにある感染症対策の総合研究所。

やっていますよとか、何も問題ありません、などと強弁的に言い続けるのは、リスク・コミュニケーションとして完全に間違っています。

——ただ、実際にお医者さんがPCR検査を希望したのに受け付けてもらえなかったケースもあると聞きます。

それは二通りあります。本当に検査が必要なのにしてもらえなかった、もう一方は、本当は検査が必要なかった、という二通りが。本当は必要がなかった、というケースは普段の診療でもよくあることです。「脳腫瘍があると心配なので頭のＭＲＩを撮ってください」と患者さんが来たとき、診察をした結果、脳腫瘍とは関係なさそうで、ＭＲＩは不要ですよ、とこちらが申し上げることは多々あります。こういうケースです。でも、心配で安心を買いたいから「ＣＴを撮りたい、ＭＲＩが欲しい」と求めてしまう。しかし、例えばＣＴも放射線を当てているわけで、それはそれで危険なわけです。必要な人はＣＴを撮るけれど何でもかんでもＣＴを撮っていると結果、その放射線で癌になったりする。「過ぎたるは猶及ばざるが如し」です。お医者さんが検査は不要と判断したら検査の必要はなくなるのです。必要なのにしてもらえないのか、必要ないから断られたのか、それらを一般の方は区別ができません。もちろん、不全感は残るでしょう。だから、医者は上手に説明しないといけません。今回の国の対応も説明不足なのだと思います。

無闇な検査の拡大は無謀なスライディングの連発

――「実際にはもっと感染者がいる」という専門家もいるようです。

実際にもっといるというのは誰がわかるんですかね。実際にもっといると何がいけないのでしょう？　それは「全容を把握しないといけない」という思い込みがそうさせているのでは。安心を買いたいから。

――東京では「本当は感染している人がうじゃうじゃいるよ」と言ってい

〈無意味な検査例＝シュート〉

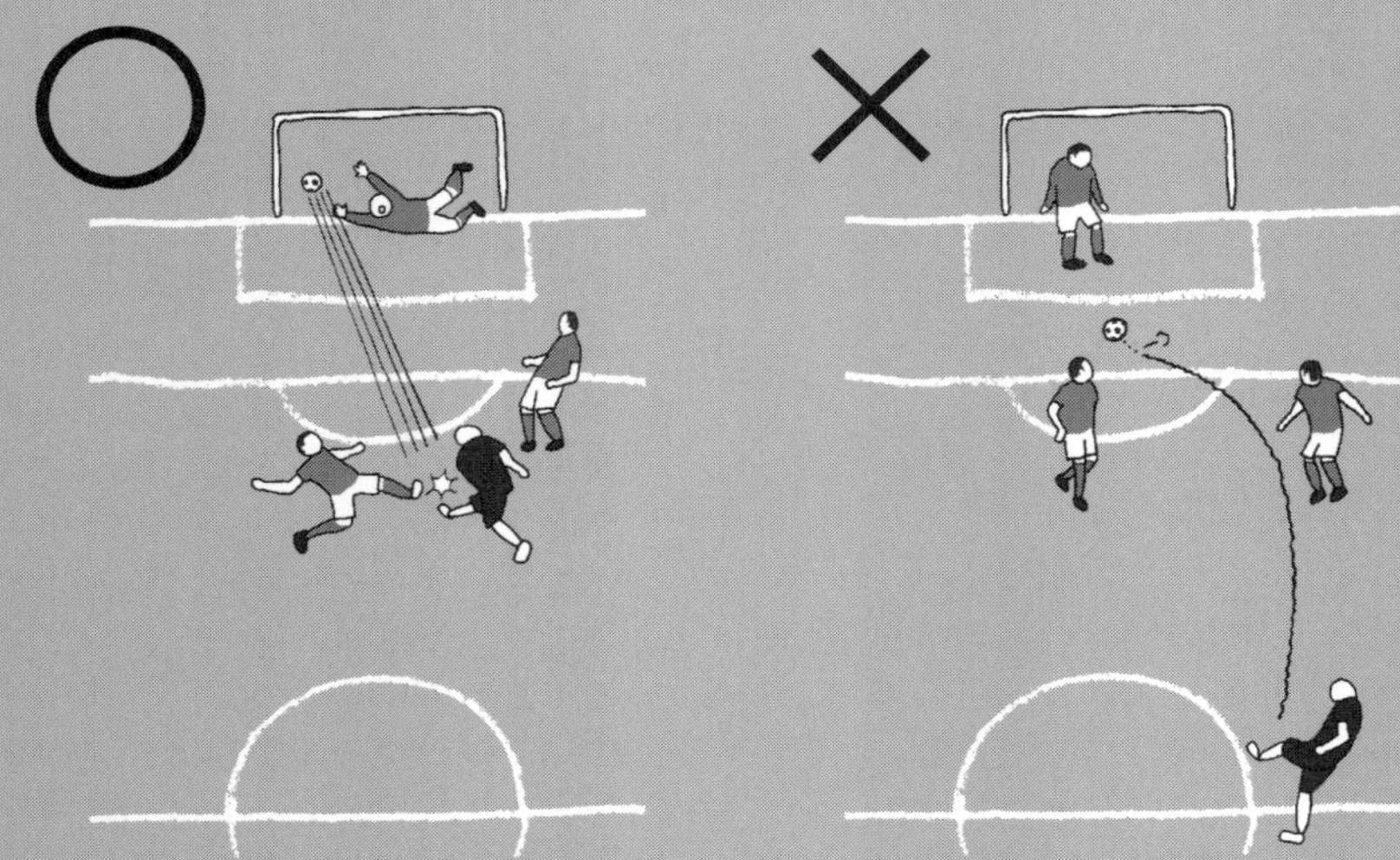

〈無意味な検査例＝スライディング〉

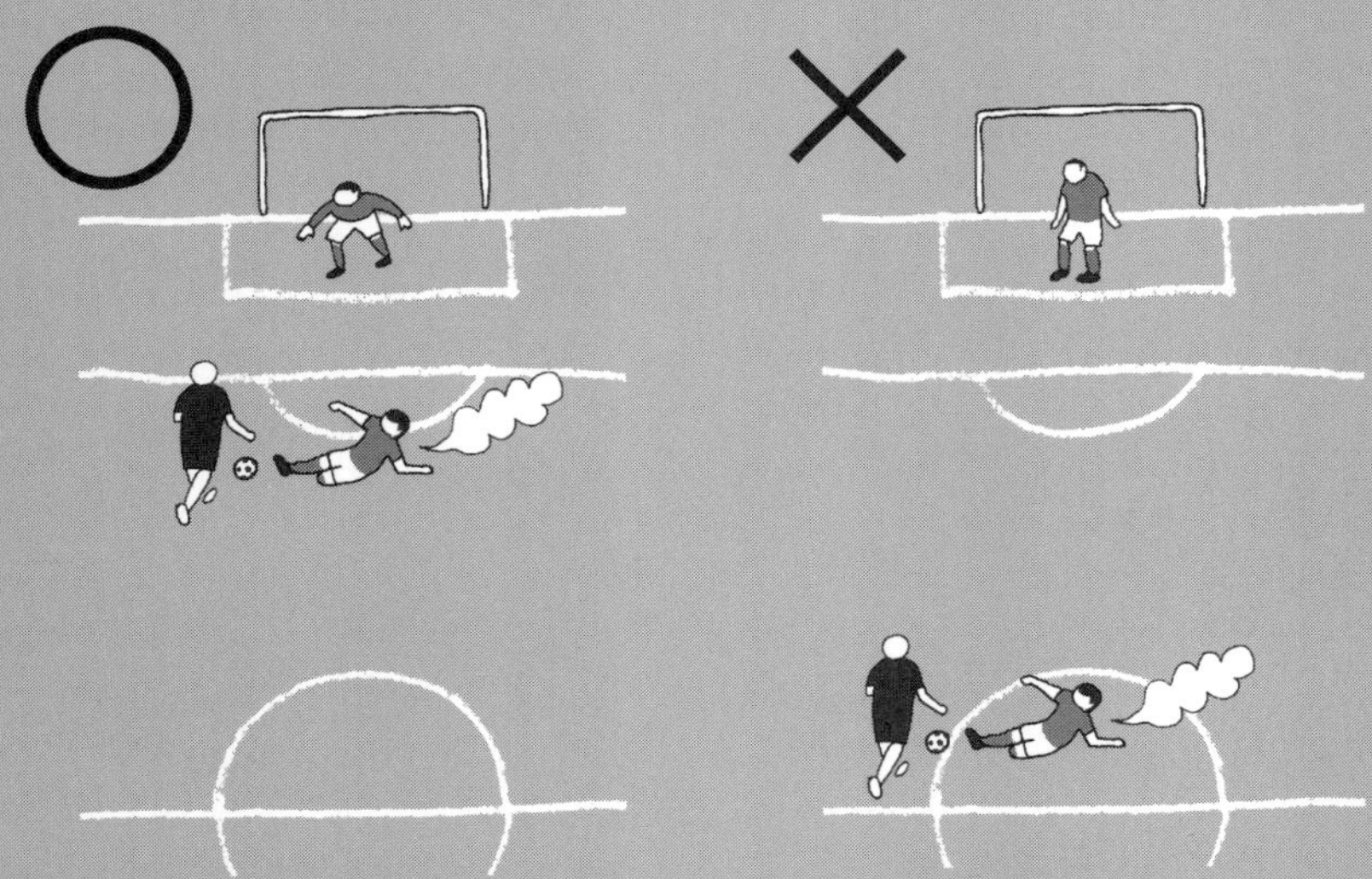

る人が結構います。

それは感染が拡大している東京では現実的なリスクなので、感染者がうじゃうじゃしていないかを確認する必要はありますね。でも、感染がほとんど起きていない地域で**うじゃうじゃ**している可能性は極めて低いので、片っ端から検査するのはおかしなお金とリソースの使い方です。リスクのあるところで重点的に検査をするのは正しい。自陣ゴール前で失点する可能性が高い危険なエリアではどんどんスライディングをしないといけない。でも何でもかんでもスライディングするのはおかしいということです。

――相手のゴール前でスライディングをするような必要はないということですね。

そうです。相手のセンターバックがゆったりボールを回しているときに、ウワーッと滑って飛び込んできたら、みんなが「何やってんだ、あいつ？」

うじゃうじゃ――例えば岩田先生らが行った血清検査では、4月の段階で神戸市民の3％前後、数万人単位の感染者がいたであろうことが推察されている。これは「過去の感染の総計」なので、現在感染してる人はずっと少ないであろう（少なくとも本稿校正時点では）。神戸市で周りに100人の人がいても、そのうちCOVIDに罹患している人は1、2名いるかいないか。「うじゃうじゃ」とは程遠い状態、ということになる。

と思うのと同じです。

――自陣ゴール前の決定的なピンチのときには必死に滑る。

当然ゴールを守らないといけないのでスライディングをする。スライディングが正しいのか、間違っているのか、という議論が不毛なのは「どういうシチュエーションでスライディングをするのか」という文脈を外しているからなんです。まったく試合を見ていない人がスタッツだけ見て、「あなたのチームは1試合で5回しかスライディングしていない。もっとスライディングしたらどうですか?」と言ったらおかしいですよね。

――感染者が急速に増え続けているところでは、スライディングをした方がいいということですね。

そういう地域は**基準**を緩めてもいいので、どんどん調べる必要があります。ドライブスルー検査でも何でも導入して、激しく**チェイシング**しないといけないフェーズですね。そこはサボらないでガンガン行かないといけない。逆に患者さんが減っている地域で猛烈にチェイシングをかけるのは体力の無駄遣いということです。

――まさにプレッシング戦術の基本ですね。いわゆる、気持ち守備では破綻するということですね。

先ほども話したように、感染者を全部捕捉するのは無意味だし、無症状の人がある程度感染を広げるリスクもそこそこ許容しないとダメです。今の日本は、重症患者を減らすことに重点を置いています。パンデミックなのでもはや感染者が出ないことは世界のどこでもあり得ない。いかにリスクを減らし、ICUに入るような患者さんを減らし、死亡者を減らすのか。その方向でのリスクを減らしていくという発想にしないといけない。感染が起きること自体がダメだ、というようなゼロリスクの発想は捨てるべきな

基準――「発症前2週間以内に、流行地域への渡航歴や患者との接触歴がある場合」「風邪の症状や37・5度以上発熱が4日(高齢者は2日)続く場合、強いだるさや息苦しさがある人」が帰国者・接触者外来を受診し、そのうえ保健所が必要と判断した場合のみ検査を受ける流れが原則になっていた(5月8日に「37・5度以上発熱が4日続く」などを削除した新基準が発表された)。その後、同外来(または同様の機能を持つ医療機関)から直接、検査機関への依頼が可能になった。

チェイシング――相手のボール保持者を追い回す守備。厳しいプレスをかけることで、相手のビルドアッ

んです。

いかに社会を維持しながらリスクを取っていけるか。例えば、交通事故は減らさないといけませんが、交通事故を減らす最善の方法は車に乗るのを止めることです。でも、それはあまり許容できるものではありません。車に乗りながら、いかに交通事故を減らすかという発想が必要になってくる。日本は**交通事故死**がどんどん減っています。これはシートベルトの着用が普及したりエアバッグをつけたり、交通規制をしっかりとしたり、飲酒運転を取り締まったり、という理にかなった対策を施し、車に乗るなという発想とは異なる形で交通事故死を減らしているわけです。

それと同じで、新型コロナウイルスの感染リスクや死亡者をゼロにするのはもはや現実的な目標ではありません。社会生活をメンテナンスしながら、いかにリスクを上手にマネージメントするかという問題です。

プを制御する。ただ闇雲に追いかけ回すのではなく、相手を見ながら、連動して動くことが封じ込めできるかどうかの鍵を握る。

交通事故死—令和元年は3215人と平成元年の1万1086人から半分以下に減っている。

LESSON. 3
リスク・コミュニケーションの原則

リスクの伝え方で失敗する日本

マスク2枚という迷采配が教えてくれたこと

――ちょうどリスク・コミュニケーションのお話が出ましたが、まさに今回のコロナウイルスでの混乱は、コミュニケーションに大きな原因があると感じています。まずリスク・コミュニケーションという言葉自体、あまり馴染みがなかったのですが、ざっくりと説明していただけますでしょうか。

リスクと対峙するときに大事なことは大きく分けると3つあります。**リスク・アセスメント**（リスクを見積もる）とリスク・コミュニケーションと**リスク・マネジメント**（リスクに対応する）になります。リスク・アセスメン

リスク・アセスメント―リスクの「見積り」。「リスクが起きる可能性（潜在的な危険性）」と「リスクが起きたときの影響の大きさ（有害性）」を洗い出す。当然、見積りがしっかりしていないと、効果的なリスク・コミュニケーションもリスク・マネジメントも行えないが、未来を完全に予測するのは不可能なので幅をもたせることも大事。

リスク・マネジメント―リスクに対する「具体的な対応」。リスクを想定したうえで、影響を最小限に抑えるために行う対応。いくつかの予測シナリオに基づいでプランB、プランCといった複数のシナリオをもっておくことが大事。

トとは、どういうリスクがあるのかをチェックすることです。リスク・コミュニケーションとは、そのアセスメントしたリスクの問題をうまく伝えることです。リスク・マネジメントとは、リスクを減らしたりなくしたりすることです。その3つをやるとリスクと対峙できます。これは地震のような災害とか、戦争とか、原発事故とか、感染症とか、どんなリスクについても同じことが言えます。コミュニケーションというのは、そのアセスメントした情報のデータや事実や解釈、そういうものを上手に伝えることです。

――今日、先生はツイッターで、**布マスク2枚配布**の件についてリスク・コミュニケーションの欠如を指摘されていました。

布マスク2枚を送ることの是非以前に、なぜ2枚で、なぜ1枚ではないのか、なぜ5枚ではないのか、予算上の問題で仕方がないからか、2枚だと科学的整合性があって何かを得られるのか、なぜ布であって不織布ではないのか、布以外が手に入らないからか、もっとベターな理論があるのか、配るこ

布マスク2枚配布―安倍政権が自信をもって打ち出した一世帯当たり2枚の布マスクを配布する戦術。「アベノマスク」と揶揄する声が相次ぎ、チーム内(党内)からも疑問の声が出たようだが得意の突破力を見せた。4月29日時点での配布数はおよそ440万枚と全体のおよそ3%にとどまり、戦術の浸透に時間がかかっている。

とで何を達成したいのか、それによって感染が15パーセント減るという見積りがあるのか、それらを示唆するデータが実は存在するのか――という説明がまったくなく、「国民の全世帯にマスク2枚を配ることにしました」と言い切ってしまう。上意下達のまま情報だけを放り投げてしまう。これでは、みんな当然混乱します。

基本的に日本はリスク・コミュニケーションの失敗が一番多い国だと思います。リスク・アセスメントもマネジメントもいろいろと失敗していますが、リスク・コミュニケーションが一番稚拙だと思います。

――なぜでしょうか？

これまでリスク・コミュニケーションの必要性を政府や厚労省が考えていなかったからです。リスク・コミュニケーションの部門もなければ専門家もいません。専門家会議にも3月下旬になってようやくリスク・コミュニケーションの専門家を雇ったと聞きましたが、まだ効果的に機能しているようには見えません。

――体制があまり整っていないと。

もっと端的に言うとそもそもCDCがありません。アメリカのCDCにはリスク・コミュニケーション部門があるとさきほど言いましたが、ホームページには非常にわかりやすく情報が掲載されています。例えば、アメリカのCDCは「市民が一般の場でマスクをつけるべきではない」と言い続けています。その後、トランプ大統領の介入もあってマスクを許容するようにもなりましたが、そのときも「何のために」マスクをするのかを説明し、それはロックダウン（都市封鎖）やソーシャルディスタンシングができないときのやむを得ない場合のみの推奨で、両者の代わりにはなりえない、とも説明しています。

日本はマスクについて一切ノーコメントです。なぜノーコメントなのかすら説明しないのだから、「説明をする気がないんだな」と思われてしまうのも当然です。

——安倍首相はマスクを配る目的は「不安を解消するため」と会見で説明しました。まさに岩田先生が危惧している「安心」のニーズに応えようとする姿勢だと感じました。マスクの必要性についてもっと説明しなければいけなかった。

昭和の考え方なんです。とりあえず何かをやっておけば国民は安心する、という発想でしかない。それは戦前の話です。日本はうまくやっていますよ、これだけバラまきますよ、とやっていればみんなが安心する、と思っている。

ところが、いまは情報化の時代です。みんながインターネットにアクセスできる時代ですから、何も情報を与えずに「これをやります」と唐突に言われても、多くの人たちは不安に陥るわけです。令和の時代は、知らせないことは安心を生まず、知らせないことが不安を掻き立てる時代です。だから効果的な情報を出すことが大事になってくる。

――まさに知らせないことがパニックの一因にもなっているように思います。

ただ、そこは個々人が自分で判断できるリテラシーも大事ですね。何でもかんでも政府に「何とかしてくれ」というような発想はそもそもやめるべきです。これもサッカーと通じるところですが、自分で状況判断をして、自分で決断をする習慣を作るべきで、上の人に何とかしてくれと言い続ける幼稚な発想は捨てるべきだと僕は思います。

――どんな謎采配でも、「監督の言う通りにしたら負けました」というのではダメだと。

そんなのは言い訳にならないと思っています。

絶対に負けることのない厚労省の最強戦術

——日本のリスク・コミュニケーションにおける一番の課題は、どの辺りになってくるのでしょうか？

たくさん問題があるので、どこがというのはありません。基本的には「ない」ですから。

——リスク・コミュニケーションという概念自体がない。

はい。そもそも何もない状態だから、ここが良い、あそこが良くない、と言いようがない。全部ダメ、スッカラカンですから。

——先生の本を読むと２００９年の新型インフルエンザが流行したときも

その問題を露呈したと。

厚労省が間違いを認めない無謬主義に陥っているんです。すると進歩も改善もないので同じ話が延々と繰り返される。10年経っても20年経っても同じことが。

――本質よりも形質を重視してしまう。

そうです。形だけ満たせばそれで良く、本質があまり関係なくなっている。そもそも、この新型コロナウイルスで何人の感染者が出て、何人が死亡するのがアクセプト（受け入れる、の意）できる目標なのかもありません。例えば、「感染のピークを抑える」といった数字や実態が伴わない言葉ばかりで対策をとると、どんな結果になろうと「対策はとった」という言い訳ができることになります。これはもう百戦百勝の論理です。目標がないのだから何をやってもうまくいく、という話になる。Jリーグ的に言えば、試合をやったことで「頑張った」という結論になってしまう。何点差で負けようが何位で終わろうが関係ない。目標がないというのはそういうことです。「最善を尽くした」と言ってしまえばいいのです。

——そういう意味では、4月7日に緊急事態宣言を発令した安倍首相が会見で「人と人との接触機会を最低7割、極力8割削減して、2週間で患者を減らす」と明言したのは異例ですね。

日本の感染症対策史上において歴史的瞬間でした。具体的な数字と時期を明言するのは史上初めてのことで、具体的な目標を掲げるということは「失敗する可能性」を直視するということです。結果が出ることを願っていますが、万が一うまくいかなくても大きな前進です。うまくいかない事例と正面から向き合ってこそ「ベターなプランB」は生まれるのですから。これが歴史の転換点になるか、はたまた唯一の例外になるか、注目しています。

――非常事態下でのリスク・コミュニケーションは何を原則とすべきですか？

まずは事実です。事実を誠実に述べて、なぜそういう事実があるのか解釈する。事実と解釈に基づいた結果、「こういうことをするべきだ」と述べて、それが何をもたらすのかという予測や見通しを説明するのがベストです。日本はこのすべてができていません。

パニックはなぜ起きるのか？

メディアの情報が信用できない理由

――リスク・コミュニケーションの問題になるのかわかりませんが、死亡率が国によって結構バラバラです。当初は2パーセントと言われていたと記憶しますが、これについては？

死亡率という「率」を語ること自体がそもそも不適切です。率というのは分母の設定でいくらでも変わります。検査をたくさんすれば死亡率は下がります。検査を少なくすれば死亡率はだんだんと高まっていきます。例えば、ドイツとイタリアと日本とでは全然異なる基準で検査をしていますから、その3つの国の死亡率を比較すること自体がナンセンスです。

――当初しきりに「若者は重症化しにくい」と言われていましたが、あれも結果的に若者たちの無自覚な行動を招いてしまった理由かと思うのですがいかがですか？

若者が無自覚な行動をしたというのは事実ではありませんよ。若者が無自覚な行動をしている、と言うからにはその事実を定量的に示す必要がありま す。若者が無自覚な行動をしている場面をテレビで映すだけではなく、高齢者と比べるとどのように違うのかという比較もしないといけない。

――すみません、メディアリテラシーがだいぶ足りてませんでした。そんなメディアの情報に踊らされないためには何が必要ですか？

メディアの情報はだいたいがミスリーディングです。例えば、この間、どこかのテレビに出たときに「13歳の子どもが死んだ事例があるので、やっぱり子どもも危ないんだ」と情報を伝えていましたが、あれはまったくのデタラメです。子どもが死んだ、という事実が世界中のニュースになるということは、つまり、逆説的に「子どもはめったに死なない」ということになるのです。

――ショッキングなニュースはつまりレアケースだと。

これだけ何万人もの人々が亡くなっている中で、1人の子どもが死んだことが世界中のニュースになるのであれば、子どもは（めったに）死なない、と解釈するべきです。それはめったにないことだと理解するべきなんです。

例えば、芸能人が覚醒剤で逮捕されることもめったにないわけです。ある学者が「著名人の**志村けん**さんが新型コロナウイルスに感染したのだから、みんながコロナウイルスに感染している」と主張していましたが、これもデタラメです。なぜならば、有名人のほとんどは感染していないからです。有名人が感染したという一つの目立つ事例に引っ張られるのではなくて、「ほ

志村けん―国民的人気番組『8時だヨ！全員集合』に出演したグループ『ザ・ドリフターズ』のメンバーの一人。他の著名な芸人とは一線を画し、コントを極め

とんどの有名人が感染していない」事実から理解するべきなんです（もっとも、本稿校正時の4月18日には事態が大きく変わっています。この時点では次々と**著名人の感染**が確認されており、特に東京では大量の感染者が出ているであろうことが示唆されます）。

――パニックになるのはマスコミの問題も大きいわけですね。

パニックが起きる理由はいろいろあるのですが、一番大きいのは**反知性主義**だと思います。

――連日、感染者が何人も出たという報道がされますが、あの伝え方は適切ですか？

良くありません。感染者が何人出たという事実が何を意味し、どう解釈すべきかの説明をつけないといけない。ダイヤモンド・プリンセス号のときもそ

る道を進んだ。「バカ殿様」「変なおじさん」など大人気キャラクターを生み出した日本を代表するコメディアン。２０２０年３月17日に倦怠感を訴え、自宅で静養。19日に発熱と呼吸困難の症状が出始め、20日に緊急入院となった。入院後の21日に人工呼吸器に切り替えたときから意識はなく、23日に新型コロナウイルスの陽性反応が出た。24日に人工心肺、その後転院した先でＥＣＭＯを装着。懸命な処置も実らず、３月29日、新型コロナウイルスによる肺炎のため入院先で死去した。70歳没。

著名人の感染――脚本家・宮藤官九郎氏、ケツメイシのＲＹＯＪＩ氏、森三中の黒

うでしたが「何人がＰＣＲ検査をして何人が陽性になりました」ということだけ伝え、それが一体何を意味するのかを語りませんでした。あれは不適切なリスク・コミュニケーションです。

――確かに数字だけだと理解しづらいです。

背景や解釈を語らずに数字だけ語るのは責任放棄です。

専門家と素人の溝を埋めるために必要なこと

――いろいろな専門家がテレビやメディアに出ていますが、その人たちの意見にかなり違いがあることも珍しくありません。

それは健全です。みんなが同じことを言うようになったら逆に危ない証拠です。一字一句同じことを言いだしたら、かなり危ない全体主義国家という

沢かずこ氏、石田純一氏などに感染が発覚。女優・岡江久美子氏は4月23日に死去。

反知性主義―知性の軽視、排除。感染症では専門家へのリスペクトのなさ、専門知識への軽蔑がある概念への過度な盲信を招き、それ以外の概念を過剰な懐疑で全否定することにつながる。

ことになります。

これは未知のウイルスだから意見が異なって当然なんです。イギリスなどはもっとも顕著に違います。オックスフォードの専門家とロンドン・インペリアル・カレッジの専門家でまったく別なことを言っている。しかし、それらはよくある話です。多様な議論があることは民主主義が健全に働いていることを意味しています。そのこと自体はまったく悪いことではありません。

問題は日本の実情です。異なる意見が出たときに「人」で議論をしてしまう。あの人の言うことは信用できない、あの人は感染症の専門医ではないから黙っていろ。「人」という属性で判断するからダメなのです。そうではありません。その人の説明はこういう根拠で正しいとか、間違っているとか、それらを各論的に議論すれば良いのです。そもそも言っていることが100パーセント正しい人も100パーセント間違っている人も世の中にいるわけがないのです。

——あくまでも意見の内容で議論すべきということですね。

誰が言っているかではなくて、何を言っているかを基点にしないといけない。日本は常に「人」で見るので誰が言っているかを根拠にしたがる傾向があります。

――とはいえ、その人にどういう利害関係がありそうか立場性を考えて意見を聞く必要もありますね。

それも大事ですね。利益相反はしっかり見るべきです。でも、利益相反のない人なんて世の中にはいないので、「利益相反があるからその人の言っていることは信用できない」となるのも間違っている。

例えば、厚労省の役人には厚労省を守りたいという利益相反があります。専門家会議の人は厚労省の人たちに良く思われたいという利益相反があります。すべての人にすべての利益相反があります。利益相反のない完全にニュートラルな人など世の中にはいないので、背後にある利益相反の影を察知するのは大事ですが、それらがその人のコメントが正しいのか、間違っているのか、という根拠にはなりません。

――なるほど。でも、一度貼られたレッテルはなかなかはがれませんね。

それは読み手のバイアスになります。情報の出し手のバイアスにも自覚的でないといけませんが、情報の読み手、つまり、みなさんにもバイアスがあるわけで、そこも自覚しないといけないです。

――SNSでは専門家に対して素人が平気で噛みつきますが、結構的外れな指摘が多くて大変そうです。溝を埋めるにはどうすれば良いのでしょうか?

それはもうしょうがないと思います。ただ、もう少し議論の仕方を勉強するべきだと思います。というのも、ここでも「人」で判断することが圧倒的に多いからです。みんな自分たちの**ポジショントーク**をやっていることが多いように見受けられます。

一番シンプルなのは、安倍政権が好きか嫌いかという物差しがあることです。安倍政権のやることは全部正しいという人たちと、安倍政権のやっていることは全部間違っているという人たちが、それぞれのポジショントークで意見をぶつけ合っているだけで、まったく溝は埋まらないです。

キリスト教が正しいと信じる人と、イスラム教が正しいと信じる人が、お互いにキリスト教とイスラム教の良いところを主張し、かつ相手を罵るだけ、という場面を想像してみてください。完全に生産性がない無意味な議論ですね。これと構図は同じです。基本的には、自分が変わる覚悟がないときは議論などしてはいけないのです。

――議論の前提としては、相手の意見を受け入れて変えることができる覚悟がないといけないと。

ポジショントーク―自分の立ち位置に由来して発言を行うこと。四字熟語で言えば「我田引水」。自分の立場に有利になるように発言したり、自分の利益になるように誘導する発言をしたりするせこい戦術として使用される。ポジショニングに縛られすぎるのはサッカーでも避けたほうが賢明。

その覚悟を持つべきです。自分が変わる覚悟がないときは議論に参加してはダメです。「自分は絶対に変わらない」という強い信念の下で参加する人は、それは議論ではなくて、単に演説をしているだけです。それでは生産的な議論が生まれません。

厚労省などはその典型です。あの人たちは絶対に自分たちの間違いを認めようとしない。厚労省の役人に何を言っても曖簾に腕押しで「そうは言ってもいろいろとあって……」と屁理屈を言い、「俺たちは常に正しい」という方向性に持っていこうとしている。結論ありきの議論なので、厚労省の役人と議論をするのが一番嫌いです。

——どうしてそうなってしまうんですか？　基本的に頭の良い人たちですよね？

頭は悪いですよ。自分の間違いに気が付けないのは頭が悪い証拠です。頭が良いと思っている人間ほど頭の悪い人たちはいない、ということです。

――お勉強はできるけれど、頭は良くない。

頭の回転は速いかもしれませんが、ただそれだけです。

COOLING BREAK
給水タイム

そもそもウイルスとは何ですか？

微生物は孫悟空のように瞬間移動できない

——ややヒートアップしたので、ここでいったん給水タイムとなります。

閑話休題ということで、改めて感染症とは何なのか？ 基礎知識を教えてください。結局のところウイルスとは何なのでしょうか？ ウイルスに目的はあったりしますか？

目的なんてありません。ウイルスには善も悪もないし、欲望もないし、人に対して何かをしようという悪意も善意もない。遺伝子とタンパク質とその他諸々の集まった存在でしかないです。ウイルスには脳はありませんから、感情や欲望や善意や悪意などはありません。目的は我々が後付けしているだけです。

――ウイルス憎んで人を憎まず、みたいな心境になれれば今のギスギスした世の中も少しマシになるかと思ったのですが、ウイルスに罪はなさそうですね。

感染症は病原体がないと感染が起きません。病原体があるから初めて感染が起きるわけですから、ウイルスのいないところでは感染は起きないわけです。ウイルスがどこかから侵入して、人から人に感染する数が増えていくと感染が流行することになります。

ウイルスは必ずある経路を伝って人から人に感染します。これを感染経路と言います。

パスツールというフランスの学者が突き止めた事象に「微生物は自然発生しない」というものがあります。感染症の学問の根っこの話をすれば、そもそも感染症とわかるようになったのは20世紀に入ってからです。微生物が目に見えない中で、そもそも微生物の存在すらわかっていなかった。昔の人はどうして病気が流行るのかわからなかったのです。

例えば、インフルエンザはイタリア語が語源です。英語で言うとインフレンス、影響という意味です。かつてインフルエンザはお空の影響だと思われていました。中世の頃、イタリアでインフルエンザが流行したとき、空の動きを観察して、星の影響で病気が流行ると思っていたのです。昔の学問には主に二つ、錬金術と占星術がありました。金を作るのに科学実験や星占いを

パスツール──ルイ・パスツール（1822年-1895年）。フランスの化学者、細菌学者。ロベルト・コッホと共に「近代細菌学の開祖」として知られる。

したのです。今から考えるとバカバカしい発想ですが、錬金術のように、何かから金を作ってやろうという欲望から多くの実験を重ねることで、現在の有機化学や無機化学といった化学が進歩していくのです。星の動きで占うというバカげた学問でも、進歩した先で**ガリレイ**や**ケプラー**、**ニュートン**といった人物が出てきて、天文学や、力学のような物理学が出てきました。我々が今使っている万有引力の法則といった物理学におけるすべての法則が確立していったのです。つまり、デタラメなものから、どんどん進歩して立派な学問になったのです。

学問が進歩していく最中においても、感染症の存在がわかっていない時期には空の星の動きが影響すると本気で思われていたのです。

この流れを変えたのは、**レーウェンフック**という人物です。レーウェンフックはオランダ人ですが、オランダにデルフトという町があり、そこでレンズ磨きをやっていました。初めて顕微鏡を作った人です。

顕微鏡で拡大してみると、何もいないと思っていた我々の手には実は微生物がいることがわかりました。初めて微生物の存在が見つかったのはレー

ガリレイ―ガリレオ・ガリレイ(1564年―1642年)。イタリアの物理学者、天文学者、哲学者。「天文学の父」として知られる。

ケプラー―ヨハネス・ケプラー(1571年―1630年)。ドイツの天文学者。天体の運行法則に関する「ケプラーの法則」を提唱したことで知られる。

ニュートン―アイザック・ニュートン(1642年―1727年)。イングランドの自然哲学者、数学者、物理学者、天文学者、神学者。万有引力を発見し、ニュートン力学の確立、微積分法の発見などが主な功績。

レーウェンフック―アント

ウェンフックの時代からです。ちなみにレーウェンフックは画家のフェルメールの友人関係だったらしいです。現存する**フェルメール**の絵は三十数点しかないのですが、そのうちの1つのおじさんの絵がレーウェンフックだという説があります。そのレーウェンフックが微生物の存在を突き止めて、最終的には**ロベルト・コッホ**というドイツ人が、病気の原因は微生物にあることを突き止めます。これは微生物を動物に注射して、その動物が病気になるという実験を繰り返すことで感染症——つまり微生物が病気の原因なのだとわかったのです。

今でこそ我々が当然のように思っていることも、このコッホの実験によって実際にわかったものです。コッホの弟子に**北里柴三郎**がいます。北里は、**抗血清**という人間の免疫機能を使った注射薬を破傷風などの治療に役立てようと貢献しました。北里柴三郎の弟子で**秦佐八郎**という人物がいるのですが、この人は1910年に**抗生物質**を初めて作りました。**エールリッヒ**という人と秦佐八郎がドイツで実験をして**サルバルサン**という梅毒の治療薬を開発したのです。1910年の話ですから20世紀になってからですね（拙著

ニ・ファン・レーウェンフック（1632年-1723年）。オランダの商人、科学者。歴史上初めて顕微鏡を使って微生物を観察した。「微生物学の父」と称される。

フェルメール—ヨハネス・フェルメール（1632年-1675年）。ネーデルラント連邦共和国（現在のオランダ）を代表する画家。

ロベルト・コッホ—ハインリヒ・ヘルマン・ロベルト・コッホ（1843年-1910年）。ドイツの医師、細菌学者。ルイ・パスツールとともに「近代細菌学の開祖」と称される。

北里柴三郎—（1853年-

「サルバルサン戦記」光文社新書、参照)。

微生物が感染症を引き起こすことをコッホが突き止めはしたのですが、感染症になったとしても治療薬がなかった。治るかどうかは「運次第」な状況だったのですが、北里柴三郎や秦佐八郎がドイツ人たちと研究する中で治療薬を確立していったのです。それが20世紀の初頭の話です。その後、イギリスの**フレミング**が**ペニシリン**という物質をカビから発見したことで、抗生物質がどんどん世の中に広まっていきます。

また、フランスのパスツールが、微生物が自然発生しないことを突き止めました。ドラゴンボールの孫悟空のように瞬間移動することはあり得ないのです。微生物が今ここに存在するためには、必ずどこからかやってこないといけない。それがつまり、さきほど申し上げた「感染経路」を指しています。パスツールは、**パスツールのフラスコ**を作った人物ですが、フラスコに肉汁を入れて煮沸し、消毒して微生物をゼロにした状態で置いておくという実験をしました。そうすると、肉汁が腐らないことを突き止めました。つまり、外から微生物がやって来ないと物は腐らない。「男やもめに蛆がわき、女や

1931年)。日本の医学者、細菌学者、教育者、実業家。ペスト菌を発見した功績で知られ、「日本の細菌学の父」と称される。

抗血清―特定の抗原を動物に接種して、その血清中に作り出された抗体を含む血清を指す。

秦佐八郎―(1873年-1938年)。日本の細菌学者。梅毒の特効薬サルバルサンをドイツのパウル・エールリヒと共に開発し、多くの患者を救ったことで知られる。岩田先生と同じ島根の生まれ。

抗生物質―微生物によって作られ、他の微生物や生細胞の発育を阻害する有機

もめに花が咲く」と言いますが、蛆はわかないのです。蛆は必ずどこからか蠅がやって来て、卵を産んで、そこでわくというわけです。蛆が自然にわくことはないのです。同じように微生物が自然にわくこともありません。

これは意外にも多くの方が認識していません。缶詰や瓶詰という保存方法はもともとパスツールが突き止めた原理から着想を得ているものです。つまり、煮沸すると微生物が全部死ぬ。だから、沸騰させて煮たあとに缶か瓶に詰めてしまえば、中に微生物がいない以上は何年経っても腐らない。味は若干落ちるかもしれないけれど腐ることはありません。

ところで、みなさんはヤマザキパンをご存知ですか？　神戸にも工場があるのですが、ネット情報で「ヤマザキパンが腐らないのは毒が入っているから」などと書いてあるの見ることがあります。

ヤマザキパンが腐らない本当の理由

──危険な添加物を使っているからという類の話ですね。

物質。

エールリッヒ─パウル・エールリッヒ（１８５４年–１９１５年）。ドイツの細菌学者・生化学者。化学療法の創始者。

サルバルサン─歴史的な梅毒治療薬の一つ。パウル・エールリヒと秦佐八郎が合成した有機ヒ素化合物で、スピロヘータ感染症の特効薬となった。副作用が強いため現在は医療用としては使用されていない。

フレミング─アレクサンダー・フレミング（１８８１年–１９５５年）。イギリスの細菌学者。世界初の抗生物質であるペニシリンの発見者として知られる。

ペニシリン―1928年にイギリスのアレクサンダー・フレミングによって発見された世界初の抗生物質。

パスツールのフラスコ―パスツールがフラスコにスープを入れて加熱処理したところ、空気の出入りはあるが、雑菌が細い管を通りにくいため、スープは腐敗しなかった。外から微生物がやってこないと物は腐らないことを示した。

しかし、あれはまったくのデタラメです。僕は自宅でパンを作るのですが、自宅でパンを作る場合、まな板や棒などを触れる手はばい菌だらけです。パンをこねるときなどにカビが付着してしまいます。天然の酵母を使ったホームベーカリーで作ったパンは1週間も経過すると青カビが生えてきます。つまり、自宅で作るパンというのは汚いということです（笑）。

しかし、ヤマザキパンの工場では完全に煮沸されて消毒されたまな板があり、手も完全に消毒をして、手袋をして、帽子を被り、マスクをして、ガウンを着て、完璧に防御した人が微生物がいない状態を作り、そうやってパンを作って袋詰めにしています。中に微生物がいなくて、外からも微生物が入って来なければ、絶対にそのパンは腐らないのです。それはヤマザキパンだから腐らないのではなくて、微生物がいないから腐らないのです。

――微生物は空気中には浮いていないのですか？

空気で運ばれることはあるので、空気が感染経路になることもあります。ただし、空気が感染経路になる感染症は数えるほどしかありません。つまり、殆どの場合、空気は感染症を増やすことはないと言っていいのです。

マラリアという病気の語源はイタリア語で悪い空気（malaria）というものです。マラリアはジャングルなどで熱が出る病気ですが、昔の人は空気が悪くなると起きる病気だと考えていました。20世紀の初頭にイギリスの軍医たちが調べて、空気は関係ないと突き止めました。ジャングルにいると空気がモワッとしているので病気になりそうだと感じるのですが、実際には間違っていたのです。ジャングルに原因を求めるとすれば、蚊に刺されることが挙げられます。蚊がマラリアを媒介するのです。軍医たちは、蚊の中にマラリア原虫が存在し、それにより人間が病気になることを突き止めました。

つまりマラリアは悪い空気が原因ではなくて、蚊が原因だったのです。蚊に刺されることがなければマラリアに感染することはありません。

——空気が媒介する感染症はあるんでしょうか。

みなさんが知っておかなければいけないものが3つあります。**結核**、**麻疹**（はしか）、**水ぼうそう**です。この3つだけが空気によって感染します。麻疹の人がゴホゴホと咳をしていると、部屋中が麻疹のウイルスだらけになり、そこのドアを開けると、麻疹ウイルスがどんどん広がっていきます。

――飛沫感染と空気感染の違いがイマイチ理解しづらいのですが、どちらも空中に飛び散るのは飛び散るわけですよね。

空気感染と飛沫感染の違いは、飛沫の大きさの違いです。麻疹の場合は空気を伝って遠くに飛んで行きます。だから麻疹の感染対策はありません。空気を伝ってしまうので、水際対策やマスクなどが全然役に立ちません。麻疹の感染対策は根本的には一つしかなくて、それはワクチンを打つことです。麻疹の感染経路である空気は遮断できないので、ワクチンを打って、人間が麻疹のウイルスを吸い込んでも病気にならないようにする。免疫でプロテクトする

結核―結核菌の感染症。結核は有史以来の人間の難病の一つだった。飛沫感染によって呼吸器に侵入することがほとんどで、肺結核が最も多い。

麻疹（はしか）―ウイルスによる発疹性の急性感染症。

水ぼうそう―水痘・帯状疱疹ウイルス感染により主として幼小児に起こる急性の発疹性疾患。

ということです。

水ぼうそうも同じです。今、子どもたちはみんな水ぼうそうのワクチンを打っています。水ぼうそうは空気感染するので、やはり感染経路をどこかでブロックするのは不可能なのです。だから水ぼうそうもワクチンを打ってブロックする。

結核は効果的なワクチンがありません。BCGを打ちますが、あまり効きません。結核は、咳をしている患者さんを隔離して薬を飲ませます。結核の薬を飲むと結核菌は死ぬので、結核菌が死んでから隔離を解除するというやり方を取ります。

では、なぜ空気感染をするのかといえば、麻疹や結核の咳の飛沫は小さいのです。5マイクロメートルよりも直径が小さい飛沫核というものを作ります。1ミリの1000分の1がマイクロメーターです。肉眼では見えません。麻疹の飛沫（核）はほんの数マイクロメーター。肉眼では見ることができない飛沫（核）が空中を通っていくわけです。

ところが、我々は風邪を引いたときにくしゃみをします。インフルエンザで咳をするときの飛沫はもうちょっと大きくて5マイクロメーター以上です。1ミリの1000分の5ぐらいです。そうすると重力で落ちてしまいます。重力で落ちるときの飛距離は約2メートル。それ以上は飛んでいきません。ニュートンの話ではありませんが、地球には重力があるからです。

——2メートルの距離を保ちなさい、というのはそこから来ているんですね？

そうです。インフルエンザもコロナウイルスも、他の多くの感染症も、感染経路は飛沫感染になります。飛沫感染とはしぶきのことで、しぶきには重さがあり、重力があるので遠くまで飛んでいきません。例えば、町を歩いていて、辺りを漂っている空気から新型コロナウイルスに感染することは絶対に起きません。飛沫が飛んでいて、それを吸い込んだときに感染が起きます。

——ちょっと給水タイムが長くなりました。試合を再開します。

LESSON. 4
ゼロリスク思考への処方箋

「可能性はゼロではない」症候群

マスク狂騒曲という名のキック・アンド・ラッシュ

——マスクについての考え方をもう一度教えていただけますか。

マスクは感染予防という意味では基本的にあまり役に立たないと思います。ウイルスはとても小さくてマスクの隙間から入り込んできますから、ブロックできません。自分に咳やくしゃみなどの症状がある場合にマスクをつけて飛沫を飛ばすことを防ぐことには一定の意味があるとは思います。ただ布のマスクは、どちらにしてもあまり効果がないと思われています。

——それでも2枚だけでもありがたいと、安心できる人もいるようです。

税金の無駄使いです。薬局の前に開店前から行列ができていますが、あの行列の方が感染のリスクは高いと思います。大事なのは「安全」で、「安心」なんて求めてはダメなんです。安心というのは、大体において効果を発揮しません。そういうのは目指さない方が良いんです。

——マスクをしないよりはした方がいい、という考え方もあります。

そう思い勝ちですが、ほぼ効果はありません。今はマスクが足りなくなっていて、神戸大学病院では我々スタッフに3日に1枚しかマスクを支給できないんです。必要以上に使用してしまうと、本当に必要なところに行き届かなくなります。今は値段も高くなってしまっています。そういう状況のとき、マスクを気休め程度、お守り代わりに使うのは合理的ではありません。

昔のサッカーのスタイルとして**キック・アンド・ラッシュ**、ボールをドカンとゴール前に蹴って、フォワードの頭に当ててゴールを目指すサッカーが

税金の無駄使い―「2枚でも助かります」との声がある一方、配布にかかる費用は466億円にのぼるとの試算もあり、費用対効果の観点から税金の無駄使いと批判する声も多い。一般市民のマスク消費を抑え、医療従事者へ必要なマスクを届けるため、という高度な戦略があるとの指摘もあるが検証する術はなさそう。追記：5月1日に妊婦用布マスクで不良品が約4万7000枚見つかったため、国が検品を行い再配布すると厚生労働省が発表。

キック・アンド・ラッシュ―かつてイングランドで主流だったパワーを前面に

ありました。「ゴールができる可能性はゼロではないでしょ?」と言われれば、確かにゼロではないかもしれない。100回やれば1点ぐらいは入るかもしれない。しかし、もっと良い方法があると考えるほうが合理的ではないでしょうか。

――100回に1点ではなく10回に1点とれる方法を探るべきだと。

そうです。「可能性は否定できません」「可能性はゼロではない」。先ほども言いましたが、この言葉は我々の医療業界では使ってはいけない言葉です。ほぼ100パーセント、正しい言葉です。しかし、正しいが故に間違っているんです。可能性は否定できない、のではなく「どのくらいの可能性があるのか」考えるのが大事です。

何パーセントぐらいならば良いのか、ベターなやり方はあるのか、そういう発想の仕方であるべきで、可能性が否定できないからやる、というやり方はあまり褒められたものではありません。より可能性が高い方法を模索する

押し出したサッカースタイルの呼称。前方にボールを蹴って、走り、身体をぶつけながらボールを奪い取り、ゴールに突進していく、といったサッカースタイルを指す。ゴールを奪う道筋があまり合理的とは言えないが、技術に劣るチームが目先の結果を手にするために採用するケースがあり、現在のJリーグでも少数派ながら生き残っているスタイルである。

ことこそが、合理的な考え方というものです。

感染対策でも、少しでも防げる可能性があるからとマスクをするのは合理的ではありません。せっかくマスクがあるならば、**本当にマスクがないと困る人**に行き渡るようにしたほうがいい、という発想の仕方が大事なのです。

たとえば、実際に咳をしている人がいて、この人は感染者です、とわかっているときにマスクを着用してもらうのは合理的です。なぜかといえば、感染者が咳の飛沫を飛ばすときにマスクをしているとブロックしてくれるからです。そうすると空気中にも飛び散らずに済みます。一方、咳をしていない人が咳をしている人から身を守るためにマスクをし続けるのは合理的ではありません。

日本の場合、合理的であろうとすると、さぼっている、といった言われ方をして悪者扱いをされるように感じますが、それは間違いです。休むべきときに休む、走ってはいけないときには走らない、といった考え方が非常に大事だと思います。サッカーでいえば、逆サイドにボールが展開されているときには、その逆サイドの選手はいったん休むことがすごく大事です。そのと

本当にマスクがないと困る人――飛沫曝露のリスクが高い医療従事者。また咳やくしゃみなどの症状がある人。病院では新型コロナウイルス以外の患者ケアでも感染を前提にせねばならず、岩田先生が勤める神戸大病院では、そうした場合もN95マスク(微粒子用マスク)や外科用マスクを使う。すでにN95は足りなくなっており、滅菌して再利用しているため、「仕方なく」外科用マスクも活用している。医療従事者でも患者と「距離」をとることが原則になるが、まったく近づかないのは不可能なので、次善の策としてマスク着用を推奨している。

きに、さぼってはいけない、と走ってばかりでは、ただ体力を消耗しているだけです。自己満足に過ぎず、チームのためにもなっていません。

遠藤保仁が不要不急のシュートを打たない理由

――サッカーの場合、たとえば、ガンバ大阪の**遠藤保仁**選手はロングシュートを全然打たない選手です。なぜかといえば「入る確率が低いから」だそうです。それは正しいと思うのですが、一方で「とにかくシュートを打て！」という文化もあると思います。とりあえずチームの勢いをつける意味で、シュートを打っても入らないかもしれないけれど一応は攻めている感が出るので何となくムードが良くなる。キーパーもシュートを打たれるのが一番嫌だと言います。

メンタル的な効果はあると思いますよ。また、遠藤選手がボールを持ったときに、シュートは打たないだろう、と思っているときにシュートを打つこ

遠藤保仁―ガンバ大阪の看板選手。元日本代表。愛称「ヤット」。車の運転はつねに法定速度以下を順守して安全運転しているとの未確認情報あり。サッカーも車もスピードの出し過ぎはミスを生むという冷静な判断かもしれない。ピッチを俯瞰するかのように全体を把握し、状況に応じたプレーの選択でゲームをコントロールする。不要不急のシュートは打たない主義。

とで得点が入りやすくなることもあると思います。でも、ペナルティエリア外からバンバンとシュートを打っていれば当然相手に読まれるので、それはゴールに繋がらない可能性が高い。

戦略上、何かをやるときに、ときどきやるとうまくいく、というケースがありますが、意表を突くからです。だからといって、ずっとロングシュートを打っていてもほぼ入らない。つまり、その状況に応じて最適解を常に求めていくということだと思います。

天皇杯のときに**イニエスタ**選手がロングシュートを打っていました。ハーフウェイラインの手前からでしたが、あれは相手のキーパーが前に出ていたからです。そのときにシュートを打つのが一番合理的だと考えたからですよね。

イニエスタ―アンドレス・イニエスタ。元スペイン代表。ヴィッセル神戸所属。味方と敵の位置関係を常に把握し、最適解を導き出す小さな巨人。圧倒的な技術と状況判断力でボールも冷静さも失わない。

「安心」ではなく「安全」を求めよ

本当に危機が迫っているときは不安になるべき

――合理的に考えるべきというのはその通りだと思うのですが、非常時にはなかなか伝わりづらいです。

僕は、安心・安全という考え方そのものが間違っていると言い続けてきました。僕が知るかぎり、外国には安心という言葉はありません。英語にもスペイン語にもイタリア語にもフランス語にもありません。安全はあります。安全はセキュリティやセーフティーといった言葉があります。安全とは何かといえば、データがあり、根拠があり、それによれば安全だということです。このマスクをつけると感染をブロックできますよ、これは安全です。

一方、根拠はないけれど気分が良くなるのが安心です。例えば、病気をしている人がいて、お腹に腫瘍があるときに治療をして、しっかりと腫瘍を取り、化学療法をしたりします。ところが、その人の不安を取り除くためにベンゾジアゼピン、モルヒネなどの抗不安薬や痛み止めなどを投与することでお腹の病気を忘れさせてしまったり、痛みがなくなったり、気分が良くなったり、そういう作用があれば安心を獲得したことになるでしょう。

しかし、それでは病気は治りません。すると安心というものが逆効果になる。病気に対して自覚的ではなくなることで治療を無視してしまうことになりかねない。そう考えると、安全・安心の「安心」というのは無益なばかりか、場合によっては有害になってしまいます。非常に大事な「安全」を忘れてしまうことになりかねません。

例えば、マスクをつけているのだから、何をやってもいいんだと**格闘技**を見に行くというのは言語道断です（笑）。これはまさにマスクをつけている安心がもたらしてしまっているものですが、「俺はマスクをつけているから大丈夫だ」と何千人という人混みの中に入ってしまう。人混みの密集が一番

格闘技―国と埼玉県が大規模イベントの開催自粛を促すなかで、3月22日さいたまアリーナではK-1 JAPAN GROUPのイベント「K'FESTA.3」が強行開催されて賛否が巻き起こった。会場入り口でマスクが配布されるなどの感染防止策を講じての開催に、多くのファンが駆け付けた。

危ないので、これがまさに安心がもたらした害ということです。私は神戸の街を通勤で歩いていますが、**みんなマスク**をしているけれど、人との距離についてては無頓着な方が多い。「距離」に比べてマスクの守備力ははるかに脆弱なので、むしろ2メートルの距離を空けることをしっかりやるべきです。

――「マスクをつけていれば大丈夫」という安心が逆効果になるわけですね。

安心・安全と日本ではよく言いますが、実は、安心なんて必要ありません。本当に危機が迫っているのであれば不安になるべきなんです。病気のときは痛みを感じるべきです。そうしないと病気の存在に気づけない。もちろん、病気の存在が認識されたら痛みもとってあげるのですが、痛みだけとって病気を忘れるというのはありえません。

痛みというものが病気の存在を教えてくれるのです。痛み、苦しみがまったくない病気こそが本当は怖いのです。痛みがあり、苦痛があるから初めて、病気やケガの存在を理解することができる。目の前に危機が迫っている

みんなマスク―マスクの予防的効果に科学的な根拠はないものの、マスクをしないと周りの目が厳しいという事情は岩田先生も理解しており、自身も同調圧力(?)に屈して外出時に仕方なくマスクを着用することがあるとTBSラジオ『荻上チキ・Session-22』のインタビューで認めている。ただしあくまで「ポーズ」としてつけている模様。つまりソーシャルマスク。

ときに不安になるのは、人間の体にとってのアラートシステムです。不安感があるからこそ危機感を覚えることができるのです。

東日本大震災の前、僕は原発のリスクなんて全然知りませんでした。原発は当然安全でしょ――テレビでもタレントさんが「これが一番クリーンなエネルギーです」などと言っていました。石油や石炭に頼っていることは時代遅れだという説明でしたが、そういうものなんだなと思っていました。原発の事故にどういうリスクがあるのか、事故が起きるとどうなってしまうのか、といったことはまったく知らないまま、3月11日まで僕は過ごしていました。福島第一原発の事故が起きて、僕は初めて原発の仕組み、そして放射能とは何か、について本で勉強しました。事故が起きるとどういう問題が起きるのか、それが向こう何十年、何百年という問題になってしまう可能性があるのか、そのときに初めて知りました。それまでの僕も「安心」していたんです。日本という国がやっていることだから、しっかりやってくれているだろうと、特に調べもしないで考えていたのです。安心してしまえば気分は良いですが、実はまったく良くないわけです。

「満員電車」という常識を疑え

できない理由を探すから進歩できない

――ただ実際問題、この状況で安心なんかいらないんだ、と言われても、不安がずっと続くと疲れますし、なるべく安心できる材料を求めてしまうのは仕方がない部分もあるのかなと思います。東京の満員電車では、みんな不安げな表情でマスクをして通勤しています。

それは不安になるのに満員電車に乗ることが良くないのです。満員電車に乗るのをやめればいいわけです。それが「安全」ということです。つまり、満員電車が感染リスクそのものなのです。それを正しく認識するのであれば、満員電車に乗らない生活という選択肢を取るべきなんです。

――しかし、中にはその選択肢をとれない人もいます。

とるべきなんです。みんな「できない」と言います。しかし、やるべきなんです。それが正しい判断ということです。いろいろなところで「できるわけがない」と言われています。僕が子どもの頃、日本のサッカーでは「パスをつなぐサッカーなんて無理だ」と言われていました。どうせ途中でカットされてボールを取られてしまう、と。「それよりはボールを蹴り込んで、相手の陣地にできるだけ早く向かった方がいい」と指導者には教えられました。

――そういうサッカーはいまだにあります。

いまだにあります。90年代に**イングリッシュ・ファーストディビジョン**から**プレミアリーグ**になる頃のプレーヤーたちは、ほとんどまともにパスをつなげませんでした。**マンチェスター・ユナイテッド**の選手ですら、ちゃんと

イングリッシュ・ファーストディビジョン―かつてイングランドのトップリーグはイングリッシュ・ファーストディビジョンとされたが、1992年にファーストディビジョンに所属していた主要な20クラブがフットボール・アソシエーションが統括する新しいイングランドのトップリーグ、FAプレミアリーグ（現・プレミアリーグ）に移行した。

プレミアリーグ―イングランドのサッカーリーグにおけるトップディヴィジョン。参加クラブは20チーム。

マンチェスター・ユナイテッド―イングランドのプ

パスをつなぐことができなかったと聞いています。であれば、パスがつながらないから蹴ってしまおうではなくて、つなげるようになるべきなんです。そこで「できっこない」と言ってしまえば、進歩が止まる。だから永遠にできないのです。練習してパスがつながるようになれば、キック・アンド・ラッシュよりはベターな攻撃をすることができる。そうすると、勝てるようになる。マンチェスター・ユナイテッドは、僕が応援していた80年代はほとんど優勝できていません。優勝できるようになったのは90年代に入ってからです。それはパスをつなぐという当たり前のことをちゃんとやるようになったからです。

つまり、シンプルにいえば近道は上手になることなんです。だからパスの練習をすべきなんです。

マリノス優勝が示唆する感染対策の王道

――ただ、近道であったとしても上手になるまで時間がかかります。それ

レミアリーグに所属するサッカークラブ。愛称はレッド・デビルズ。1878年に創設した歴史と伝統を誇るクラブはプレミアリーグで過去最多となる13回の王座を獲得した名門クラブ。世界屈指の経営規模を誇り、世界の在籍する選手たちは世界のスター選手ばかり。マンチェスター・シティとの「マンチェスター・ダービー」はイングランドの三大ダービーのひとつ。背番号7は伝統的に特別な番号とされ、ジョージ・ベスト、エリック・カントナ、デイヴィッド・ベッカム、クリスティアーノ・ロナウドなどがつけてきた。27年間監督を務めたアレックス・ファーガソン退任後はやや迷走気味。

まで待てない、という現実的な問題もありますね。

そう、待てないんです。でも、急がば回れです。そのプロセスを面倒くさがらずにやれば、長期的には何十年という強い時代を築くことができるわけです。向こう数週間の、目先の試合に勝つことばかり考えていると、向こう数年勝てるはずだった試合も勝てなくなってしまう。かつてヴィッセル神戸も、**守って、守って、カウンター**でずっと戦っていました。それでＪ１とＪ2の間を行ったり来たりしていたんです。短期的には、守って、守って、カウンターという戦い方は良いのですが、長期的に考えると、強い相手に勝つには、その戦法では限界を感じるようになります。本来は、自分たちが強くなればいいじゃないか、という発想が大事なわけです。

ヴィッセル神戸はチームが創設してから**25年間、タイトルはゼロ**でした。守って、守って、カウンターで何とかしのいでいたのですが、しのぎ続けることはできないわけです。しかし、基本に立ち返って強いチームが当たり前にやっていることを踏襲しました。

守って、守って、カウンター――バルセロナのような王道のチームからは「アンチフットボール」と揶揄されることもある戦い方だが、スモールクラブが実力上位のチームを倒す際には有効な手立てとなることもしばしば。というより、それ以外、とる策がないという現実もあるが、だからといって中長期的な展望がなければ強くはなれないので、強化部門や指揮官の逃げ口上になっていないか注視する必要がある。

25年間、タイトルはゼロ――1994年にチーム名称をヴィッセル神戸としたが、その後25年間にわたって獲得したメジャータイトルはゼロだった。だが、近年は強くなる方法には、それほど多くのバリエーションがあるわけではありません。強いチームは、みんな戦術と技術を磨いて、良い選手を連れて来ている。そこにお金をかけている。強いチームでその点を端折っているチームはほとんどないはずです。マンチェスター・ユナイテッドもマンチェスター・シティもリバプールもバルセロナもバイエルン・ミュンヘンも、強いチームはみんなそうです。でも、当然ながら時間はかかります。2、3カ月で急に強くなるわけではないので、ヴィッセル神戸も悲惨な時期がたくさんありました（笑）。しかし、そこは我慢をしないといけません。

今、**横浜F・マリノス**が強いですが、マリノスも良い時代も悪い時代もあって、苦労しましたが、結局、強いチームになれたから優勝できたのです。そういうシンプルな話です。強くなれば優勝できる。すごく当たり前の発想に戻ることの大事さが、サッカーからもわかると思います。

話を満員電車に戻すと、満員電車を回避することがもっともシンプルな答えなのです。多くの会社は満員電車を回避することができない、満員電車に乗らないと会社に行くことができないと考えています。しかし、それは短期

イニエスタを筆頭にケタ違いのチーム強化を図ったことが実を結び、2020年1月1日、天皇杯決勝で鹿島を破り優勝、クラブ史上で初めてタイトルを獲得するに至った。

横浜F・マリノス―歴史と伝統を誇るJリーグの名門クラブの一つ。Jリーグタイトルを過去に3度獲得したことがあるマリノスも2004年を最後に優勝できておらず、低迷期に陥っていた。だが、近年になってプレミアリーグのマンチェスター・シティを運営するシティフットボールグループの日本法人がチーム強化を担うようになってから着実にレベルアップに成功。アンジェ・ポステコグ

的な考え方で、満員電車に乗らずに仕事をするにはどうすればいいのか真剣に考えればいいだけのことです。多くの人はできない理由を見つけるとそこで思考を止めてしまう。しかし、できない理由というのは我々が克服すべきハードルそのものなんです。自宅で仕事をする。通勤時間帯をずらす。様々な工夫をこらして、満員電車という現象を回避しなければなりません。

僕はイギリスにも、アメリカにも、中国にも住んだことがあるのですが、日本のような満員電車はありません。ここで発想を変えて、そもそも満員電車があることがおかしい、という考え方に進歩しないといけません。

世界を見渡すということがすごく大事なのです。我々が常識だと思っていることは、世界では常識でも何でもないことが往々にしてあります。

2年前に東京医科大学の問題がありました。**入試で不正**を犯してしまい、女性の点数を下げていました。男性がより合格できるように工作していたのですが、その理由が「男性でなければ病院は回らない」というもの。女性は結婚もするし、子どもも作るし、家庭を守らないといけない。そんな固定観念から、多くの医療従事者は「東京医大のやったことは悪いことだが必要

ルー監督就任2年目の昨季、攻撃的なスタイルが結実し15年ぶりにJリーグ王者に輝いた。岩田先生の高校サッカー部の先輩が所属していたクラブでもある。

入試で不正―女性受験者や浪人生を不利に扱うために入試の点数を意図的に下げるといった不正入試を行っていた問題。その後、他の大学の医学部でも不適切な得点調整が明らかになり、性別や年齢で差別しない全学部共通の入試ルールが作られた。

悪」と言っているのです。

こんな非常識と思える常識がなぜまかり通るのかといえば、日本の実情しか知らないからです。海外に行くと、実は女性の方が医者は多いのです。アジアでもヨーロッパでもアメリカでも、男性でなければ医療を回せない病院などどこにもありません。

では、日本の病院はどうして男性でしか回せないのかといえば、男性でしか回せないような構造をしているからです。やたら残業が多く、やたら当直が多く、土日も週末も働いている。しかも、その男性たちには、家に帰ると奥さんがいて、奥さんは専業主婦で、**ワンオペ**で子育てから家事まで全部やってくれる環境があるから、いつでも医者として病院で医療に従事できる。家事や育児を全部放棄できる特権があるからできるのです。

ほとんどの国では男女で**ワークシェアリング**をしているので、男性も家事や育児を放棄できません。子育ては誰かがやらないといけない、家事も誰かがやらないといけない、そうなると奥さんと分かち合いながらやるしかない。そのためには、どうすれば良いのか。すなわち、病院のオペレーション

ワンオペ―ワンオペレーションの略で、もともとは牛丼のチェーン店「すき家」が行っていた、店員1人だけで店舗を運営する方法を指す。過酷な長時間労働を強いるとの批判の的となり、改善が促された。このことからワンオペには、一人で担う過酷な労働、というニュアンスも含まれている。サッカーではサイドハーフの選手がイケイケで守備にあまり戻らず相手複数人での反撃にサイドバックがワンオペで対応するシーンなどがこれに該当する。

ワークシェアリング―仕事を分かち合うこと。1人当たりの労働時間を短縮し、社会全体の雇用者数の増大を図ろうとする考え

を改善しなければいけないし、時間の効率化を図らないといけません。典型的な大学病院は会議や回診を夜7時から実施することがざらで、仕事は夜中までが典型だったりする。だったら、回診は朝やればいいのです。このように慣習を変える必要が出てくる。

僕はアメリカに5年ほど住みましたが、アメリカは重要な会議はすべて朝に行います。夜は疲れているので判断を間違えるからです。疲れたときに会議をやってもろくな判断はできません。朝に重要なことをすべてこなし、夕方には**ラップアップ**し、16時や17時には自宅に帰っていました。

アメリカの病院だけ患者が少ないからできるわけではありません。みな忙しいけれどできるのです。そうすると、日本の病院は男性じゃないと回せないというのは仮説に過ぎないわけで、かなり能率の悪い回し方をしているからそうなっている、という結論に至るのです。

かつて80年代は、「女性にサッカーなんて無理だ！」と言われていました。もっと言えば、「アジア人はサッカーなんて無理だ！」という風潮がありました。しかし、それらはすべてデタラメだったのです。**ソン・フンミン**

方。

ラップアップ—終わりにする、まとめる、仕上げる、の意味。オーバーラップっぽい響き。

ソン・フンミン—プレミアリーグのトッテナム・ホットスパーFCに所属する韓国人ストライカー。2018年から韓国代表で主将を務める。トッテナムでは毎年コンスタントに二桁得点を記録するなど(19–20シーズンは9得点)現在の欧州主要リーグで活躍するアジアのアタッカーの中で最も得点を量産している選手である。

のように世界の第一線で活躍できるストライカーが出てくるわけです。すぐそこに**INAC神戸**のグラウンドがありますが、彼女たちは圧倒的に上手です。アメリカでは女子サッカー選手の給料を男子選手と同程度にしようという運動が起こっています。

同じように、男性でなければ医療は回せない、などというのは決めつけに過ぎません。世界に目を向けると、女性の医者が治療した方が患者の予後が良くなる、というデータすらあります。むしろ、男性の方がダメなんじゃないかとも言われているんです。

INAC神戸レオネッサ——2001年創設。神戸市がホームタウン。なでしこリーグ3度の優勝を誇る強豪チーム。鮫島彩、岩渕真奈などの日本代表も多数所属。クラブの方針として選手とのプロ契約を積極的に進めている。

未来の目で現在を見る

クルーズ船の退場理由は日本の非常識

――サッカーでは人種によって「サッカーが向いていない」とか「こういうスタイルが向いている」という見方もあります。

あれもほとんどが決めつけだと思いますよ。

――医療でもそういうことはありますか？

日本の医療は優れたところもある一方、時代遅れなところは、かなり時代遅れです。女性が活躍できない、はその一例です。

しかもサッカーと異なり、他国と比べることができません。サッカーは試合を見ていればわかります。どっちが良いサッカーをしているのかわかるし、アフリカ人がクレバーなプレーができることも見ていればわかります。日本人でもアジア人でもサッカーが通用することは見ていればわかる。

要は、やり方の問題で、日本人にはサッカーは無理だと思った時点で成長は止まる。自分たちの限界は自分たちで設定するわけです。逆に、自分たちはできると思い続けていれば、その人は進歩できる。

そこには外の目と未来の目が必要です。外の目というのは、外国から見てもそれは常識かどうか疑うことです。未来の目とは、10年、20年先の未来の人が、今の我々をタイムマシンなどで見たときに、「それ本当に常識ですか?」と思われるようなことをしていないかどうか。僕が今、昭和50年頃の医療やサッカーを見れば、かなり非常識だと感じるわけです。走ってボールを蹴っているばかりでは、勝てるわけはないでしょ? うまくもならないでしょ? と今の僕ならば思えます。ちゃんと練習しようよ、と。そして、今を生きる人たちは、常に、令和30年の人たちから「あなたたちは何をやっているの？」という目で見られることを想像することが大事だと思います。外からの目と未来からの目はすごく大事です。それがあれば、我々の常識の殻は破ることができる。今、当たり前だと思ってやっていることの多くは、本当はやらないでもいいことだとわかるのです。

――新型コロナウイルスがそういった問題をあぶり出したと言えますね。

新型コロナウイルスにメリットを見出すとすれば、我々が当然だと思っているものを、ことごとく当然ではないと教えてくれたことにあると思います。今はまさに気づきの場なのです。満員電車は当たり前という常識、会社に行かないと仕事ができないという常識、男性でなければ医療が回らないという常識、会議を開かないと仕事ができないという常識。

今、神戸大学ではどんどん会議をやめているのですが、やめても少しも困らないです（笑）。時間をずらして通勤しても全然問題がありません。今はコロナウイルス対策として、チームを分散させて、仕事を減らしています。

つまり、他の仕事ができなくなるのですが、今までは、これは絶対にやめられないと思っていたことが、やめても何ら支障がないことに気づきます。あとは、飲み会もそうです。チームの結束のために飲み会は必要だ、と言われてきましたが、あれも全部無駄だということがよくわかります。そもそも飲み会をやらないとチームの結束が崩れるようでは、ろくなチームではありません（笑）。

僕がダイヤモンド・プリンセス号に入ったときに感じたことですが、ここの感染対策がうまくいっていない、こうやった方がいい、と指摘をしたときに「現場を混乱させた」と怒られて追い出されたのですが、これは正しい、これは間違っていると言ったぐらいで、その人を追い出さないと混乱するような現場とは一体何なんだ？　と思います。一致団結という名の下の同調圧力でみんなを縛り、異論は一切認めない。上の言うことには従え。そういう昭和な考え方の組織は「これはおかしいんじゃないですか？」と言う人間が一人いるだけで混乱してしまう。よほど脆弱な基盤の上に成り立っていると感じました。

実際、あのときにいろいろな国のメディアから取材を受けたのですが、現場を混乱させたことがダイヤモンド・プリンセス号から人を追い出す根拠として成立すると思っているメディアは（日本以外は）一つもありませんでした。イギリス、アメリカ、フランス、イスラエルのメディアも、間違っていたら「間違えている」と言うべきであり、それを「みんなの雰囲気を壊すといけないから黙っていろ」というのはおかしいと考えていました。普通はそう考えるのですが、日本だけは意見を言った人間を魔物のように扱ってしまう。「もう決まったことだからいまさら異論を挟むな」。これは日本の社会でしか通用しないロジックです。

さきほどの無駄な会議もそうです。「これは無駄だからやめましょうよ」と言うべきですが、「みんなの調和が大事だから」と一致団結を促され、延々と無駄な会議が繰り返されるのです。そういうことを暴き出すのにコロナウイルスは恰好のツールになっています。かなりきついツールではありますが。

COOLING BREAK
給水タイム

そもそも感染って何ですか？

エアロゾルは無視してかまわない

——ここで二度目の給水タイムとなります。またウイルスの話に戻しますが、ウイルスを手で触ってもただちに感染するわけではないですよね？

手についただけでは感染しないです。触った手を口や鼻や目に持っていくことで、そこから感染します。だから、触った後にすぐ手指消毒をして、ウイルスを殺してしまうことが肝心です。手にある分には、手に傷がなければ感染はしません。でも、人はついつい顔を触ってしまうので危険なのです。

――飛沫が飛び、物体にウイルスが付着した場合は、感染するリスクがなくなるまでは、どのくらいの時間が必要ですか？

いろんな説があります。恐らく数日は生き延びると言われています。何日までという点は、いろんな説があります。データも様々なのでまだわかりません。少なくとも数日は生き延びるということは、どこにでもいるかもしれないということです。例えば、昨日のお昼に誰かが咳をして飛んだのがテーブルの上に残っていることもあり得るので、ウイルスはどこにでも付着している前提で**手指消毒**をする必要があります。

――ウイルスと細菌の違いを説明するのは難しいと著書に書かれていました。

難しいのですが、あまりこだわる必要はありません。細胞の中に寄生するなど、専門的にいろいろと解釈はありますが、例外もあります。例外まで説明すると、どんどん細かくなり、ややこしくなります。みなさんが知っておくべきことは、生物に感染していないと生きることができないのがウイルスで、抗生物質が効かないのもウイルスです。一方、抗生物質が効くのが細菌です。そして、例えば水の中のような生物細胞外でも生き延びられるのも細菌です。このくらいの理解で十分です。

例えば、唾が飛び散って、机にウイルスが付着したとします。ウイルスはこの付着した先では増えることはできません。人間とか何かの生物の体の中にいないと生き延びられないのです。

手指消毒―今回の新型コロナでは、とにかく手指の手洗い、消毒が大事。やり方が不十分なケースが多く見られるので「手洗い 厚生労働省」で検索して正しいやり方を徹底しよう。

先ほどもお話ししましたが、感染経路は決まっています。コロナウイルスに関していえば、基本的には飛沫感染になります。2メートル飛ぶという飛沫と、飛んだ飛沫が落ちたものを触って口や鼻や目に持っていって感染する接触感染、この2つだけです。空気感染は起こさないです。一般家庭では**エアロゾル**は無視してもほぼ問題ありません。

――密閉された空間でウイルスが空中にしばらく漂っているようなイメージ映像をテレビで見たのですが、あれも飛沫ですか？

あれも飛沫です。空中に漂っている時間が多少長いかもしれませんが、距離でいえば同じで2メートルほどです。だから、換気が大事なのです。飛沫でも長い間空中に漂っている場合もあるので、空気を入れ換えることが感染対策として大事になります。ただ、もっとも注意すべきなのは、飛沫感染と接触感染です。この感染経路を遮断すれば、感染症はまず起きません。パスツールがフラスコの実験を通して証明した通りです。

エアロゾル――固体または液体の微粒子が気体中でコロイド状になって浮遊している状態。

飛沫を防ぐためには、咳をしている人やくしゃみをしている人が外出を自粛することが非常に大事になります。もしそういう人が移動しなければならないのであればマスクをする。また、接触感染を防ぐためには、ウイルスは目に見えないので、何かを触った後は必ず手指消毒をすることで防ぎます。ウイルスはどこにでもいる前提で手を清潔に保つことです。アルコールでウイルスは死滅しますので、その手を鼻や口に持っていってもウイルスがいなければ感染は起きません。

遺体からウイルスは飛び出してこない

――街で消毒剤を散布するのは？

無駄とは言いませんが、有効性は低いですね。例えば「病院のエレベーターのスイッチやエスカレーターの手すりは何分おきに消毒すればいいのですか？」とよく聞かれます。ある大学病院は1日1回です。その場合、「それでは足りないし、その間に咳をしている人がウイルスをくっつけてしまうかもしれないのでは？」と指摘されることがあります。ならば、1日2回の消毒をすればいいのでしょうか。でも、12時間の間に咳をして付着させてしまう人がいるかもしれない。それならば3時間おき？　1時間おき？　15分おき？　もう朝から晩までずっと消毒しないといけなくなる。これは無駄です。

熊本地震が起きたときに、益城町の避難所に感染対策に行きました。そのときにボランティアの人たちがトイレで感染を起こすことを怖がっていました。なぜかといえば、隣の街でノロウイルスが流行し、下痢になる感染症が起きていたのです。そのとき、避難所の感染対策がしっかりしていないとメディアがバッシングし、それゆえ、ノロウイルスの感染を起こしてはいけないとトイレの掃除を1時間おきにやっていたのです。24時間体制でトイレを掃除していました。午前1時、午前2時、午前3時といった感じです。だから、「疲れるし、やめよう」と指摘させてもらいました。トイレから感染することはないから大丈夫だよ、と伝えさせてもらったのです。

ここで大事なのは、微生物が飛沫感染を起こすのですが、飛沫は人間からしか発生しないということです。つまり、咳やくしゃみは人間だからできることで、飛沫が付着したテーブルやイスには咳もくしゃみもできません。テーブルがくしゃみをして飛沫が飛び出すなんてことはあり得ないのです。トイレにノロウイルスが付着している可能性はあります。誰かがノロウイルスに感染し、下痢をすればウンチの中にノロウイルスが付着しているでしょう。しかし、その便器からノロウイルスが飛び上がってきて人の口の中に入ってしまうことはありません。

——臭いは漂ってきます。

臭いは微生物ではありません。臭いはアンモニアだったりメタンだったりといった化学物質が浮遊しているものですが、ウイルスではないのです。人が死んだときは死臭という臭いが漂いますが、死臭は化学物質だけなのです。化学物質が鼻を刺激し、鼻の中で臭いを感じます。メタンやアンモニアなどいろいろなものが鼻の細胞をくすぐるのです。

「**進撃の巨人**」というアニメがあります。巨人が人を食べるアニメですが、最初の方にマルコ・ボットという登場人物が巨人に食われて死ぬという描写があります。主人公が「マルコー！」と叫んでいるとき、衛生班が来て「おい、こんなところで友達との別れを惜しんでいる場合か！ 今すぐに消毒しないと、ここで疫病が流行るぞ！」とか言うんです（詳細はうろ覚えですごめんなさい）。それで消毒液をかけるのですが、あの描写は感染予防的には間違っています（笑）。死体はガスを出すので異臭を放ちますが、ガスと微生物は異なります。

死体から微生物が増殖していて、仮に死体に触れた人の手に傷があり、そこからばい菌が入るようなことがあれば感染しますが、遺体そのものが感染を引き起こすことはありません。

東日本大震災のときに津波でたくさんの方が亡くなりました。ライフラインが途絶えて、線路も道路も壊れてしまっているから遺体の回収ができない状態が続きました。あのとき、遺体が腐って感染症が流行するのでは、と言

進撃の巨人―諫山創による日本のマンガ作品。絶滅の危機に立たされた人類と巨人との戦いを描いた作品で、過激な描写や謎めいたストーリーが注目を集める。

われましたが、そんな心配は必要ありません。死体は腐るし、異臭を放つかもしれませんが、疫病は流行りません。なぜなら微生物は飛ばないからです。遺体からは感染症は起きません。これは教科書にもしっかりと記されていることです。

――たしかイタリアだったと思いますが、遺体を燃やした後でしか遺族が再会できないという報道を目にしました（日本でも志村けんさんが亡くなったとき、やはり遺族は遺体を火葬したあとでしか再会できなかった）。

遺体に血液が付着していて、触った人の手に傷があり、血液を介して感染することはありえますので、出血には気をつける必要があります。ただ、いわゆる死臭が漂うことで疫病が流行ることはありません。

――新型コロナウイルスで亡くなった方がいても、遺族が遺体に面会をすること自体は問題ないということですね。

そうです。問題ありません。遺体からウイルスは飛び出してきませんから。ただし、触ると感染リスクがあるので、そこには注意が必要です。

それから「靴の裏はきれいにすべきですか？」と聞かれることがありますが、靴の裏など汚くてもいいんです。なぜなら、僕らは靴の裏を舐めたりしないですよね？　だから、靴の裏にウイルスが付着していようが放っておけばいいのです。靴を履き替えたり、靴の裏を次亜塩素酸ナトリウムとかで毎回消毒したりしようとすると、消毒するときに手で靴を触ってしまい、かえって感染が増えることもあります。

サッカーの試合と一緒です。やり過ぎて、走り過ぎると疲れます。疲れると動けなくなる。パスも回らなくなる。ミスも増える。体力を温存するのが大事です。危機のときこそ一生懸命にやり過ぎてはダメなんです。

この新型コロナウイルスがあと何カ月で終息するのか、それとも何年もかかってしまうのかわからないときに、徹夜続きで睡眠不足で疲労困憊になっていると、まさにダイヤモンド・プリンセス号がそうでしたが、大事な判断を間違えてしまうのです。みんなイライラしてコミュニケーションも取りにくくなっている。そうではなくて、しっかりと睡眠と栄養と休養をとり、安全を保ち、合理的に判断を下していくことが大事なのです。

ダイヤモンド・プリンセス号は、そういう基本的な感染対策ができていなかったので、検疫官や厚生労働省の職員まで感染してしまいました。感染経路を理解していないから起きたのです。まず理解することが大事なのです。そして、常に合理的であり続けることです。理不尽なことはせず、根性論を持ち出さない。すべてサッカーと一緒ですね。一生懸命やるのは大事ですが、それが目的になってしまってはダメなのです。

LESSON. 5
ウイルスとの戦い方

ロックダウンの判断基準

経済を根拠にやらないのは経済的な理由で間違い

——試合に戻ります。3月末の段階で先生はロックダウンについては東京、大阪はかなり現実的でやるべきだと主張されていました。ただ日本のロックダウンは海外とは強制力が違いますよね。

まず**ロックダウン**は感染を抑えることを目的としてやります。ざっくりいうとロックダウンには原則が2種類あって、その都市から出入りしないということと、家の外には出ないという2つがあります。もちろん細則はありますよ。食料品を買いに行くのはOKとか、朝の散歩はOKとかいろいろと例外はあります。

ロックダウン——一定期間、対象とする地域で人の移動を制限したり、企業活動を禁じたりする措置をとることで「都市封鎖」と言われる。何をどこまで制限するかは地域によって異なる。新型コロナウイルスの感染拡大を食い止めることを目的に多くの国でロックダウンの措置が取られたが、日本では法律上、海外のように罰則を伴ったロックダウンは取れないとされている。

ロックダウンが日本でできるかというと、もちろん可能です。ただロックダウンはやるかやらないかという問題よりは、「程度の問題」ですので、何をどこまで制限するのかというのを議論することが何より大事です。

——経済への影響が大きいということで慎重論も出てきます。

経済は全く関係ないですね。ロックダウンというやり方でなければ感染を抑えられないかどうかが基準になります。なぜなら、感染がものすごく広がってしまったら飲み屋も企業も立ち行かなくなり、経済もへったくれもなくなるからです。いまのニューヨークはまさにそういう状態です。

ですので、経済的な理由を根拠にロックダウンをするかしないかを決めるというのは、実は経済的な理由で間違えています。

——思いっきり、健康リスクと経済リスクの二軸で考えていました…。

違います。これは両方のリスクが相反するジレンマなのではなくて、医療リスクを無視することが経済リスクなのです。だからアメリカもヨーロッパも医療のリスクをヘッジすることに全力を挙げて、経済政策もそこに注力するわけです。それはつまり医療リスクをヘッジできないと経済も立ち行かないからです。逆に医療リスクがどんどん膨らむと株価が下がるようなことが起きるわけです。

医療リスクをヘッジしない限りは、経済リスクはヘッジすることができない。なので、医学的にロックダウンが必要であれば絶対にするべきです。

——基本的には健康リスクを第一に考えるべきということですね。

パンデミックにおいてはそうです。パンデミックのリスクが高すぎるので、その状態をほったらかしにしておいて経済的に繁栄するというのは絶対にありえないからです。

もちろん短期的には経済的損失が非常に大きいと思いますが、そこは政治的に解決して補償しながら、何とかやり過ごすという戦略をとるしかないと思います。

——その後、緊急事態宣言が5月31日まで延長されることが発表されました。大型連休までの1ヶ月の評価はいかがでしょうか？（5月7日に追加質問）

良かったと悪かったの半々です。確かに、懸念された「オーバーシュート」が起きなかったのは良かったですが、思いのほか患者も減らず、ロックダウン解除にも至りませんでした。これは悪かった。中途半端な「宣言」の効果がそのまんま出た感じです。

正しく怖がる方法

わからないというのを判断基準にする

――専門家の方はよく「正しく怖がってください」と言いますが、正しいの判断基準がよくわかりません。

わからないというのを判断基準にするのです。世の中にはわからないことがたくさんあります。来年の株価もわかりませんよね？　世の中にわからないことが一杯あるという前提で株を買ったり売ったりするべきで、来年の株価はこうなるぞと決めつけるとだいたい失敗しますよね。

――ただ、どうしても未知のウイルスということもあって、とにかく全員検査しろという声が出たり、買い占めが起きたり、集団ヒステリーのような状況になりやすいのではないかと思うのですが。

ヒステリックに対応するのは一番賢くないと思います。サッカーの試合と同じで、パニックになっていいことはひとつもないんです。どんなに危機的な状況下でも落ち着いているほうが絶対強い。焦っている選手と落ち着いている選手では、落ち着いている選手のほうが勝つ可能性は絶対に高いんです。危機的な状況だからこそ、落ち着くべきです。そのほうがより良い選択ができる可能性が高い。

――常にイニエスタのように冷静にということですね？

そうです。イニエスタが偉いのはどんな状況でも絶対に落ち着いているところです。パニックになっている人と落ち着いている人ではどちらが優れた判断ができるかは火を見るより明らかなわけです。

――バルセロナのようなチームなら技術や知性のある選手ばかりなのでどんな状況でも落ち着いて理にかなったプレーができると思います。ところが、そんな理想的な選手がほとんどいないチームが大半ではないでしょうか。それでも合理的にプレーしろと言ってできるのかという現実問題もあります。

それでも冷静になり、理性的であり、合理的であれということでしかないんです。パニックになり、慌てふためいているのにチームとして強いなどということはありません。必ず落ち着いて、合理的で、冷静で、常に状況判断を試みる。イニエスタは周りの21人がどこにいるのか常にわかっているらしいのですが、もちろん、そういう人はなかなかいませんね（笑）。通常は自分の隣か、その周りか、近いところを把握するので限界ですが、少なくとも、まったく把握できない人よりは、少しでも把握できている人の方がいい。要するに、周りの状況を把握していればしているほど、正しい判断ができる可能性が増すということです。

看護師さんが「こんな状況だったらパニックになりますよ」と言うことがあるのですが、それでも「パニックにならないように」といつも言っています。パニックになって良いことは一つもありません。慌てない、イライラしない、落ち着いていることがすごく大事です。

状況判断に失敗したのがダイヤモンド・プリンセス号でした。あのケースは、どこにウイルスがいて、どこにいないのか、という判断ができない状況を作ってしまったからです。判断ができない状況を作るのが一番怖いのです。僕らが感染対策をするときには、「ここから先にはウイルスがいる」という前提で動きます。そうすると、防護服をつけて、手袋をして、マスクをして、ゴーグルをして、という状態になります。

逆にいえば、確実にウイルスがいないゾーンを作ることが大事です。グリーンゾーンと言いますが、防護服を着ているから安全という考え方が実は間違っています。防護服の表面にはウイルスが付着しています。ウイルスだらけだと考えた方がいい。

僕はダイヤモンド・プリンセス号に乗り込み、そこで防護服を着て患者さんを診ましたが、その防護服はウイルスだらけという前提で、脱ぐときにウイルスに触らないように、手袋を丁寧に外し、ガウンも表面を絶対に触らないように脱ぎました。マスクも表面を触る行為がもっとも危険なのです。そっと後ろから外して、表面には触らないようにしながらゴミ箱に捨てます。グリーンゾーンでは、絶対に防護服を着ていてはダメです。着るべき場所ではしっかりと着て、脱ぐべき場所でしっかり脱ぐという基本を押さえないといけない。そこが混在してしまうと、どこにウイルスがいて、どこにウイルスがいないのかわからなくなる。この状況がダイヤモンド・プリンセス号にあったわけです。

ウイルスは目には見えないので概念的な理解が必要です。知識があり、その上での冷静な判断が大事になります。その知識や良い判断を放棄してしまい、とにかく一生懸命やる、一致団結してやる、がんばる、努力する、文句を言わない、となってしまっては失敗するのは目に見えています。

感染症対策の原理原則

最前線でのバンザイ・アタックは絶対NG

――感染症対策の現場での原理原則は何になりますか？

最初にやるのは、防護服の着方と脱ぎ方です。できるようになるまでやります。ちゃんとできるまで現場に出てはいけない。厚生労働省の人が背広にマスクだけ着用してダイヤモンド・プリンセス号をうろうろして感染していました。ああいう**バンザイ・アタック**は絶対にやってはいけない。まず仲間を守り、それで初めて患者を診ることができるのです。患者を守るためなら俺は感染しても構わない、という特攻精神が一番危ない。

僕はアフリカでエボラの患者さんを診たときは、自分がエボラにならない

バンザイ・アタック――太平洋戦争中の日本軍兵士により実行された、玉砕前提の突撃を指す。

ことをしっかり担保し、初めてエボラの患者さんを診ました。絶対に仲間を犠牲にしない。仲間が安全であることを前提にするためには、ゾーニングとPPEという防護服を着けて、そして脱げることが必要です。

看護についていえば、通常の看護であればできるだけ患者のそばにいて、ベッドサイドで寄り添ってお話を聞いて対応する、というのが日常的なやり方ですが、今のような状況は非日常なのだから日常は捨てることです。できるだけ患者のそばに近づかない。携帯で受けれる用事はすべて携帯で受ける。例えばこんなケースもあるでしょう。「看護師さん、僕は不安なんです。困っています」と言われたら「不安はいくらでも聞きますよ」と答えても現場には行かない。

ウイルスがいないところでは絶対に感染しません。グリーンゾーンで留まり続けて、そこからレッドゾーンには入らない。入らなければ絶対に感染は起きません。絶対に患者さんに向き合わないといけないときもあるでしょう。酸素を供給しないといけないとき、薬を飲ませるとき、そういうときだけレッドゾーンに入り、それもできるだけ回数を絞ることが大事です。普通の病院では1日3回ほど患者さんを診に行く時間が決まっていますが、そのルールも非常時には守らなくて良いんです。患者さんが困っていなければ1日1回も会わないでも全然OKです。そういうふうに発想を変えていきます。

――まさに今はウイルスとの試合中ですよね。我々素人にとってはいきなりピッチに放り込まれて未知の相手と試合をしなければいけない大変に厳しい状況です。先生がもし監督なら、感染症対策でこれだけは押さえておけ、というようなものはありますか？

まずは手指消毒です。ウイルスがどこにいてもいいように、触ったら手指消毒をすること。マスクは役に立たないという前提を持ち、そのため、人混みにはできるだけ長時間入らないことを守る。逆にいえば、人がいないところを歩いていれば、まず感染は起きません。僕は朝5時に起きて走っているのですが、誰にも会いません。走っている間に感染するリスクは、ほぼほぼゼロです。今朝も走りましたが誰にも会いませんでした。

──ニューヨークでランニングする人も距離を2メートル空けているそうです。

僕がSNS上で「武漢でジョギングをしても感染は起きない」と投稿したらものすごく炎上しましたが、武漢で走ったら感染する、と考えるのは素人です。実は武漢のように街中がウイルスだらけだとしても、人がいない場所で何も触らなければ感染は起きないのです。それは感染経路の考え方を理解していればすぐにわかることです。おそらく空気感染が起きている印象を持っているから、そういう発想になるのだと思いますが、それはトイレからノロウイルスが飛んでくることと同じように、間違った知識を持っているからです。こういう振る舞いをすればウイルス感染が起きる、こういう振る舞いならばウイルス感染は起きない、というそれぞれのイメージができるようになればいいわけです。

それはサッカーでも同じですよね。こうすればボールを取られないとか、一流の選手たちは自分のスタイルでプレーするイメージを持っていると思います。メッシも自分のプレーイメージを明確に持っていることが見ていてもわかります。

僕らも常にイメージをしています。自分が感染しない、自棄を起こさないというイメージです。僕が感染したら、僕の家族にも感染させるかもしれないし、僕らの同僚にも感染させるかもしれません。これは僕だけの問題ではないんです。

——医療関係者の感染防止も喫緊の課題ですね。

実際に今も院内感染が起きていますが、医者が感染すると周りにいた同僚や看護師さんがみんな濃厚接触者になり、2週間の健康監視になってしまうので、医療のパワーがかなり落ち込んでしまいます。

厚労省の人たちがダイヤモンド・プリンセス号に無用に入ってはいけないのは、あの人たちが感染すると周りの濃厚接触者はみんな仕事ができなくなってしまうからです。官僚が一番活躍しないといけないときに活躍できないのは最悪以外の何物でもありません。だからバンザイ・アタックはダメなんです。

僕もCOVID-19（新型コロナウイルス感染症）の患者さんをできるだけ直接診ないようにしています。例えば、ICUにいる患者さんは遠くから診て、呼吸が動いていることを確認します。遠くからモニターを見ていれば、その患者さんがどういう状態なのか判断できるので、安全な場所から診ています。それ以上のことはしません。エボラ出血熱のときもできるだけ遠くから診ます。遠くから診ていれば、エボラも絶対にうつりません。もちろん実際に行かないといけないときもありますが、一日に何回もありません。とにかく、医者はこうあるべきという「べき論」を持ち出さないことです。

対感染症ゾーンディフェンス

感染規模に合わせたラインコントロールが大事

――先生はサッカーでセンターバックをやられているということですが、感染症の仕事にディフェンスの概念は活かされていますか？

「ライン」の概念は役に立っていますね。**ゾーニング**をするときです。一度引いた線があっても、のちに患者さんの数が増えていくと、その境界では対応できなくなるので、ゾーンを下げるなどの修正をしないといけない。サッカーでいうDFラインの上げ下げとまったく一緒です。

患者さんが1人しかいないときは患者さんの部屋だけをレッドゾーンにし、ドアから外側はグリーンゾーンにすればいい。でも、レッドゾーンの部

ゾーニング――環境（ゾーン）を区域分けすること。病院などで院内感染防止のために用いられている概念。汚物を処理する場所、患者者や医療従事者が普段いる場所というふうに清浄度の異なる場所が同じフロアにできるので、これらを区分けし、交わらないようにすることで感染源の拡散を防ぐ。

屋が増えてくると、この廊下も危ないぞ、となっていきます。それならばいっそのことレッドゾーンを広げて、患者さんにはレッドゾーンを歩き回ってもらい、シャワーも浴びてもらい、トイレにも行ってもらえばいい、という判断になります。そうやって状況が変わったら判断も変える。

そうしたラインを上げたり下げたりする判断を、サッカーの**ゾーンディフェンス**のように、みんなで共有して一緒に動いてやります。割とシンプルですが、その取り決めがデタラメだと、ある人はここをレッドゾーンだと勘違いしてラインがぐちゃぐちゃになってしまう。すると、サッカーでいえば、全然オフサイドは取れないいし、**裏を取られる**し、グダグダになるわけです。

だから、意思統一がすごく大事ですし、判断が大事です。「ここが正しいライン」と決めつけるのではなく、その状況の瞬間瞬間において、どこが正しいラインなのかを判断しないといけない。適切なラインを設定し、みんなで共有する。その辺りはサッカーとそっくりですね。

――ゾーニングと聞くとゾーンディフェンスを思い浮かべてしまっていた

ゾーンディフェンス――一つのボールを基準にしながら選手たちが連動してコンパクトな陣形を形成し、相手のボール保持者に圧力をかける守備手法。人ではなくスペースを管理することで相手の自由を奪う。ボールの位置によってDFラインを上げたり下げたりする状況判断が求められる。

裏を取られる――DFラインを上げたり下げたりする判断が一致せずラインがバラバラになってしまうと、相手をオフサイドの網にかけることができず〝一発で裏を取られ〟失点するリスクが高まってしまう。相手が前を向いてフリーでボールを持っているときはラインを上げないのが原則だ。

〈ゾーニングとゾーンディフェンス〉

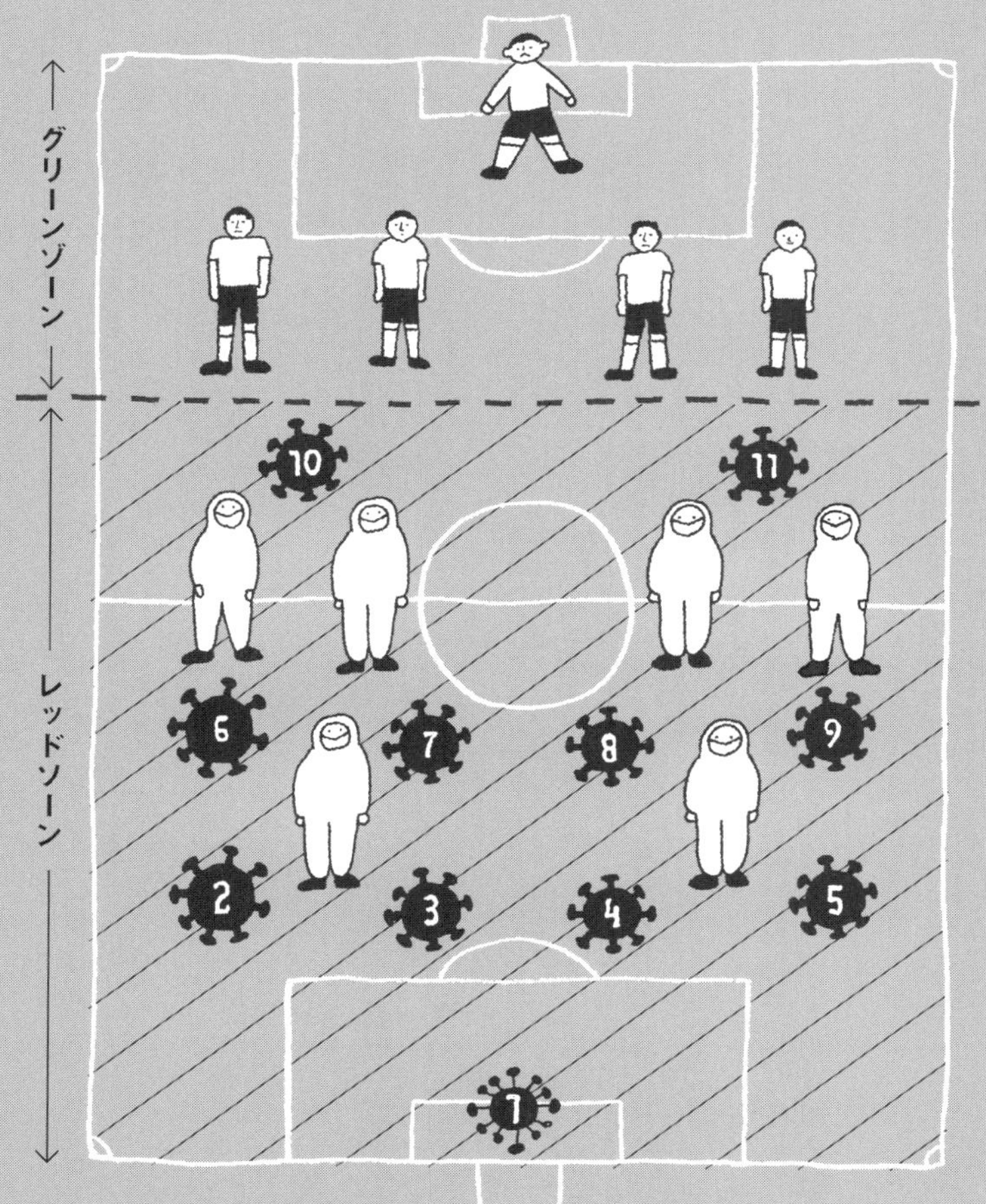

のですが、あながち間違っていなかったようで安堵しました（笑）。

空間把握の考え方から来ていますので、ゾーニングとゾーンディフェンスの「ゾーン」は基本的には同じですよ。

――いまどういう状況か、どこが危険なのかを常に考えて守り方を決める。

それは簡単に言うとリスクの見積り、つまりリスク・アセスメントなんです。アセスメントが正しくて、初めてマネジメントもできる。

サッカーにおいて「どこにＤＦラインを設定すればいいのですか？」という質問が愚問であるように、病院で「どこでレッドゾーンとグリーンゾーンを分ければいいのですか？」というのは愚問です。それは患者さんの数にもよります。患者さんが１人のときと10人のときではやり方は違います。

これは街の中の感染対策にも同じことが言えるのですが、外出禁止にするのか、集会はやめるのか、学校を閉じるのか、会社を閉じるのか、それは患者さんが5人しかいないときと100人のときと1万人のときとでは異なります。患者さんが1万人になるとイタリアのように街のロックダウンをしないといけませんが、患者さんが1人しかいないときに街をロックダウンするのはあまりにも無意味です。何が正しい感染対策なのかは、感染の規模や状況によって変わります。

ということは、やはり状況判断が大事になるということです。今、東京にどれだけの患者さんがいるのか推測し、患者さんの数に応じて緊急事態宣言を出したり、街をロックダウンしたり、あるいはロックダウンを解除したりするわけです。

――日本人はそういう臨機応変な状況判断が苦手です。

日本人は自分で決めることを非常に嫌がる傾向があります。決められたことをやるのは上手ですが、自分で決めたり、判断を変えたりするのがすごく苦手です。今の日本は、地域によって状況がまるで異なります。患者さんがほとんど出ていない地域、患者さんがどんどん増え続けている地域、患者さんが一時は増えたけれど減りつつある地域とでは状況はまったく異なります。その地域の状況に合わせたやり方をしないといけません。

サッカーでいえば、メッシの仕事、**ブスケッツ**の仕事、**ピケ**の仕事は全部違います。みんなが同じことをしたら絶対に機能しません。それぞれがそれぞれの場所で与えられた役割があり、そこで最善を尽くす必要があります。

これまでの日本の感染対策は、国が方針を決め、都道府県の知事や保健所にファックスを送り、その指示通りにやれば良かったのですが、それは厚労省が47都道府県の状況をすべて把握し、それぞれに適切な指示を送らないとできないことです。ところが、厚労省の官僚たちは現場を見ていませんから、ならば、各地域が自分たちで判断し、自分たちで決めないといけません。これが日本人は苦手なのです。

――そもそも自己判断でやることを求められてこなかったのでなかなかできない。サッカーでも、監督の指示を受けることに慣れているので、ピッ

ブスケッツ―セルヒオ・ブスケッツ・ブルゴス。FCバルセロナ所属。バルセロナのカンテラで育ち、トップチームで活躍する中盤のトッププレイヤー。派手なプレーはないが、的確なポジショニングと状況判断でパスを循環させるチームの心臓である。スペイン代表。

ピケ―ジェラール・ピケ。FCバルセロナ所属。ブスケッツ同様、バルセロナのカンテラで育ち、トップチームで活躍するDF。スペイン代表。ヴィッセル神戸の会長である三木谷浩史氏とは親交が深いと言われている。

チで自主的に判断しろといきなり言われてもなかなかできなくて、監督の顔をすぐに見てしまう。

そうです。日本の医療体制は文化的に上から下に指示を伝えて、その指示どおりにやるということを続けてきたので、それができない。

人と違うことができるか、自分の判断で動けるか、やらないといけないんですけど、やっぱりそれが苦手です。自分で判断して動いたりすると、みんなの輪を乱すみたいな反感をかったりする。

世界に出ると、指示なんか誰もくれないですから。私がアフリカでエボラ対策をしたときに、誰一人私にああしろこうしろとは言わなかった。自分はいまこの場で何をすべきなのか、自分で探しにいかないといけない。逆に言うと、自分のことをプロとして尊重して信頼してくれているからでもある。日本の場合は自分で考えて、自分で行動すると勝手なことをしていると言われてしまう。そういう古い価値観というのを乗り越えていければ、もう少しレベルの高いことができるのではないかと思います。

失敗を前提に戦う

サッカーも感染症対策もプランAに固執すると負ける

――ただ理屈では状況判断が大事だとわかっていても、ときにパニックになってしまっていつも正しい選択肢を選べるとは限らないのもまたサッカーなのかと。

そうですね、正解を選ぶのは簡単なことではないですけど、うまくいっているとき、うまくいっていないときで複数のシナリオをきちんと考えておくのが大事ですね。うまくいっていないときにどうするか？　プランB、プランCを考えておく必要があります。

たとえば、ウイルスの抑え込みがうまくいった場合はこうする、うまくいかなかった場合はこうする、という複数のシナリオを常に用意しておく。

うまくいっているシナリオだけを想定して、うまくいかないシナリオを無視するのはとても危険ですよね。

たとえば、攻撃で攻め上がっているときに途中でインターセプトされることなんてありえない、と考えているとあっという間にカウンターでやられますね。優れたチームは途中でボールをカットされたらどうする、というような練習はしているはずなんです。

それはつまり失敗を前提にしているわけですけど、失敗をしないという前提だけで考えてしまうと非常に危ういです。

――戦況が変わってもずっと「**自分たちのサッカー**」、プランAだけでゴリ押ししようとするサッカーも珍しくありません。

当初のプランAが破綻する可能性はいくらでもあります。前半の30分までは守備的に入ることで無失点で進める予定が、前半5分でポロっと失点する

自分たちのサッカー――2014年のワールドカップ・ブラジル大会に向けて、日本代表の選手たちが頻繁に口にしていた言葉。結果、相手や自分たちの状況を考えずに「やりたいサッカー」というAプランを貫き、コートジボワール、ギリシャ、コロンビアに対して1勝もできずに敗退が決まった。サッカーは相手がいるスポーツである以上、Aプランが通用しない場合のBプランをしっかり準備することが賢明である、と教えてくれた大会としてサッカークラスタの記憶に刻まれる。

かもしれない。そこでバタバタと慌ててしまうのがよくあるパターンです。当初のプランAが破綻してしまったならば、すぐにでも次の作戦に移行すれば良いのですが、日本人はそれが苦手です。しかしながら、それが状況判断というものです。プランAがダメだったときのプランBを準備しておき、変更するのもすごく苦手です。

例えば、ダイヤモンド・プリンセス号では、隔離がうまくいき、2次感染も起きていない状況を確認したうえで、さらに14日間の隔離期間を設けるという方針だったのですが、実際には隔離期間を設ける前から2次感染が発生していました。2次感染が起きていないことが前提だったのですから、14日間の隔離期間の起点日はもう意味を持たなくなります。しかし、厚労省は最初のプランA（隔離がうまくいく）に固執し、14日間の隔離期間を経過したら船を降りて自由にしていい、として降ろしてしまった。それでさらなる2次感染を招いてしまったのです。自分たちがもし間違っていたらどうしようという「ｉｆ」の感性がなかったのが失敗のもとなんです。

サッカーだと、アーリークロスを上げて、中に詰めている選手がいて、という攻撃パターンがハマっているうちはいいですが、相手に対策されたときに、別のパターンで攻撃することができず、同じことに固執して失敗するのが日本でよくあるパターンです。当初のプランAが破綻したときに別のやり方に柔軟に変えることができない。

失敗を受け入れたイギリスと無視する日本

――プランBのお話はサッカー的にも耳が痛いです。監督の指示がないと、なかなか状況に応じてプランBを実行できない、という問題もあるのかなと。

それは見極めの問題なんです。一度計画を立ててしまうと、最後までそれを実行しないといけないということになってしまいがちです。

昔マンチェスター・ユナイテッドの監督をすぐに辞めさせられた**モイーズ**時代はまさにそんな感じでした。クロスを上げろと言うと、ずっとクロスを

モイーズ―デイヴィッド・モイーズ。プレミアリーグのウェストハム・ユナイテッドFCの監督。2014年にファーガソンの後任としてマンチェスター・ユナイテッドの監督に就任。クロスボールからの攻撃を重視した結果、1試合で81本ものクロス数が記録されるなどしたが、一本調子な戦い方が仇になり、1年をもたずに解任された。対戦相手のディフェンダーから「こんなにヘディングしたのはアマチュアの時以来だ」とのコメントもあったという。

上げてばかりで、相手も簡単に準備ができていました。たまに違うことをやるからクロスが活きるわけで、判で押したようにクロスばかり上げるのは…。

――「縦に早く」と言うと縦に早くばかり攻めるみたいな…。

そう、やっぱり自分たちの判断とか、言われたとおりにするとは限らないというのは感染症対策でも大事で、指揮系統とか原則を大事にする一方で、局面局面では違う判断が大事になってくる。逆にそれができないと判断を間違ってしまうんです。

グアルディオラはこの点は上手だと思います。彼は状況判断に優れているし、判断に対応できる適応力もチームに備えるようにしている。プランAが壊れたらプランBにしようという準備がしっかりできていると感じます。

自分の立てた作戦が絶対にうまくいく、という太平洋戦争のときの日本軍のような発想だと、プランAがうまくいかないときが相当に危うい。しかし、彼らにとってはプランBを考えること自体がご法度です。プランBを考えると「失敗することを先に考えてどうするんだ！」と叱咤するような雰囲気もありませんか？

――未だに根強くあると思います。失敗することを考えるなんて不謹慎だ、けしからんという風潮すらあります。

そうです。本来は失敗することを前提に考えるべきなんです。

――厚労省も含め役人の属性みたいなものでしょうか。

失敗することに慣れていないのだと思います。失敗した経験が少ないし、学校の勉強の答えは一つですから、正しい答えを選べば100点を取ることはできます。それを繰り返せば優等生になれます。

しかし、現実世界だと答えがない問題もあります。今の新型コロナウイルスで何が適切な治療であるのか、誰も知りません。答えのない問題は正解がわからないから、意を決したプランAが失敗に終わることも十分にありえます。しかし、自尊心やプライドが邪魔をして、目の前の失敗を見ることができない。プランBに移行できない。日本のエリートあるあるです。

むしろ、失敗を繰り返した**アインシュタイン**になるべきなんです。彼は学校では全然優等生ではなく、むしろ劣等生でした。劣等生の良いところは、よく失敗をすることです。失敗から学ぶことはたくさんあります。我々も実験をするときに「実験に失敗はない」と、よく話しています。「こういう実験をすると失敗する」という学びが得られるわけで、失敗を失敗とちゃんと認識しているかぎり、それはある意味「失敗ではない」のです。失敗を重ねることでより賢くなることができるのです。失敗を認めないという感覚こそが本質的な失敗の原因です。ちょっと話がこんがらがってきましたか。「失敗しない」という発想で回っている組織がもっとも危ない。

——方針転換が早い国はアメリカなどですか?

アインシュタイン—アルベルト・アインシュタイン（1879年-1955年）。一般相対性理論、特殊相対性理論を唱えたドイツの理論物理学者。1921年にはノーベル物理学賞を受賞。「20世紀最高の物理学者」と評される。「失敗したことのない人間というのは、挑戦をしたことのない人間である」「私は賢いのではない。問題と長く付き合っているだけだ」などの名言も多い。

今回でいうとイギリスが早いですね。イギリスの**ボリス・ジョンソン**首相は、**最初に謳った感染対策**がものすごく批判されて、すぐにやめました。あれは偉かった。頭の良い証拠です。失敗を認識する。それから反対意見があったときにしっかり聞くことができる。これができないのが日本です。反対意見があると「俺たちはこんなにがんばっているのに、なぜお前は文句を言うんだ！」となる。あるいは「もう決めたことだから」と思考停止に陥ります。すでに決めていたことも、おかしいと思えば変えたらいいのです。しかし、これができない。方針転換が利きません。

しかし、本当のプライドとは、自分の間違いを認めることができる度量です。間違いを認められない人は、実はプライドが低いのです。もっと言えば、自分の間違いを認めたぐらいでは自分の本質が損なわれたりはしないという自信がある人は、間違いを認める度量があると言えます。

サッカーのシュートミスが典型例です。日本の選手にシュートミスが多いのは、「ここでシュートを決めないといけない」いう観念が強すぎるからで

ボリス・ジョンソン―イギリスの現首相。2019年7月から現職。過激な発言が物議を醸すこともあるが今回の新型コロナウイルス対策におけるリーダーシップを高く評価する声もある。新型コロナウイルスにおいては自身が感染し、一時はICUに入り生死の境をさまよう状況に追い込まれたが、快方へと向かう。軽症段階では自宅療養に努め、重症化してから入院、回復すると退院してまた自宅療養というサイクルで、医療は患者治療のためにあるという原点を自ら示した。日本は、PCR検査で陽性だと軽症でも入院を迫るという方針をなかなか転換できなかった。

す。つまり大事な局面ほど委縮してしまう。本来、「シュートなんてたまにはミスをするよ」と思っているぐらいの人の方がシュートをミスしない可能性は高い。落ち着いて蹴ることができるからです。

――とにかく「ミスするな」「失敗しないようにやれ」と減点方式の土壌で育っているのが大きいのかもしれません。

そう、日本は失敗を恐れる傾向がすごくある。ボリス・ジョンソンは失敗したけれど、失敗をすぐに認識できたので、大きな失敗をしなかったと言えるかもしれません。朝令暮改は恥でも何でもないということです。

――「ゾーニング」「ロックダウン」「**オーバーシュート**」という耳慣れない言葉に対して、わかりにくいと指摘する人もいます。「ポジショナルプレー」とか「ストーミング」とか、サッカーでもよくありますが、そうした外来のカタカナ用語について、和訳して伝えるべきか、そのままカタカ

最初に謳った感染対策――新型コロナウイルスを数年間にわたり、ゆっくりと感染を広げて国民に免疫性を獲得させようとした施策。だが、感染した人の体内に抗体ができるか不明な点も多かった初期段階では多くの批判を受け、施策を撤回した。

オーバーシュート――爆発的に患者が増える状況。つまり感染爆発。医療崩壊を起こすので何としても避けなければいけない事態。断じてオーバーヘッドシュートではない。

ナ用語として使用した方がいいのか、どちらが良いと思いますか？

個人的には伝わりさえすればどちらでも良いと思います。和訳すると、なんかちょっと違うな、という感覚は確かにあります。辞書的には同じ言葉だったとしても、ピッチャーを投手と訳すのは正しいけれど、両者はやはり同じではない。蹴球というといくらなんでも時代がかっているので、サッカーになるわけですが、ファンによってはフットボールのほうがいい、という人もいるでしょうね。

要するに、慣れだと思います。慣れていない言葉には違和感があるので、慣れてしまえば、どっちでも良くなると思います。戦時中みたいにフォワードと言ってはいけないからと「攻撃手」では違和感ありますよね。ゴールキーパーと言わずに何て言えばいいんでしょうね……。門番みたいな感じですか（笑）。

だからあまり大した問題ではないと思います。どうせ人間は慣れるので最初だけです。**VAR**と一緒です。慣れればどうということはなくなります。

VAR―ビデオ・アシスタント・レフェリー（Video Assistant Referee、略称VAR）。サッカーにおけるビデオ判定を主に担当する審判員を指す名称。VARは主審をアシストする審判員であり、判定自体は主審が下すことになる。疑義があるプレーに対して主審が映像を見ながら審議し、判断を下すので、審議の精度向上は期待できるが、それと引き換えにサッカーのスピード感が失われる、との批判も根強くある。あと、コストが結構かかる。

ＶＡＲなんてもはや日本語みたいなものです。「録画補助審判」では余計わかりにくいですよ。

——なるほど確かに（笑）。

LESSON. 6
ウイルスとともに生きる方法

共存か鎖国か2つの選択

新型コロナウイルス感染症が日常になる現実

——2月末の段階では、先生は「まだウイルスを抑えるチャンスが一杯あるから、あきらめるのは早い。共存は考えないでもいい」とおっしゃっていました。

そうですね。でも、今はもう共存をかなり考えないといけない。今、日本は共存するか、鎖国するか、どちらかしかないです。なぜならば、もう世界中が感染症だらけなので、グローバルに生きるとなると、日本でいくら流行を抑えたとしても、また外からやって来るリスクが多分にあるからです。

中国は感染症を抑えていますが、ヨーロッパから帰国した中国人により、また感染者が出ています。つまり、外国との付き合いを続けると、日本も外から入国する人たちにより、また感染が起きます。

当初、「中国との国境をシャットアウトしたらいいじゃないか」と主張した人もいました。ただ、それは遅かれ早かれという問題です。アメリカは中国との国交を遮断したけれど、結局は大流行が起きてしまった。時間の問題です。問題を少しだけ先送りにできただけで、中国との国交をブロックすることがファイナルアンサーではなかったのです。

逆に言えば、すべてを遮断して鎖国すれば感染のリスクを最小限に抑えることはできます。ただ、我々がその状況に耐えることができるか。おそらく多くの人は耐えられないでしょう。外国から物も人もやって来なくなる。あるいは外国に行くことができなくなる。ここでコロナウイルスを抑え込むのか、ある程度のリスクを許容する――つまり年間3000人ほどの交通事故死があるという現実を受け入れて車に乗り続ける、というような選択をするのか。どちらかというと後者の方がよりリアルだし、コロナウイルスと一緒に生きていく世の中になるような気がします。

――いずれにせよ長期戦になりますね？

長期戦です。

――何年スパンですか？

いや、もしかしたらずっとかもしれない。毎年流行する**インフルエンザ**と一緒です。我々はインフルエンザと共存しています。ワクチンや治療薬があっても毎年たくさんの人がインフルエンザになったり、場合によっては死んだりしている。それが我々の日常ですよね。だから、コロナウイルスも我々の日常に組み込まれて、「今年は新型コロナウイルスの肺炎で何人亡くなりました」などと交通事故死と同じように統計で扱われることになるかもしれません。

季節性インフルエンザ―毎年のインフルエンザの感染者数は、国内で推定約1000万人いると言われ、流行による年間死亡者数は間接的なものを含めると約1万人と推計されている。

――感染を完全になくすことはできないけれど、新型コロナもワクチンや治療で対処していくと。

そうです。ワクチンや薬で重症化を防いだり、入院を減らしたりするのが現実的です。ワクチンでウイルスを100パーセントなくすとか、薬で全部チャラにすることが可能かどうかわかりませんが、少なくとも向こう5年は無理でしょう。

――全滅が難しいのは、もう広がり過ぎてしまったからですか?

広がり過ぎてしまい、もう抑え込めないということです。

――勝ち負けでいうと、ウイルスとの試合は劣勢ですか?

もう大負けですよ。ボコボコにやられている感じです。

――試合前の予想と違ってしまったという感じですね。

いや、予想はしていましたよ。いくつか準備していたシナリオのひとつではあります。残念ながら最悪のシナリオにかなり近いですけど。僕は最悪と最良のシナリオを2月5日ぐらいのインタビューでも答えています。「最悪のシナリオはこのコロナウイルスと共存していく人生を選ぶことだ」と言っています。それは最悪のシナリオです。そうならないように努力をしてきたので、そうなってしまったこと自体はすごくガッカリしています。

システム論のすすめ

「個」ではなく「システム」を問う社会に

——今回のコロナウイルスの件で、社会構造の問題も浮き彫りになりました。批判を見ていると構造の問題と個人の責任が混同されているような印象があります。

その通りですね。さきほども言ったように、人の問題にすぐ転嫁しようとするからです。「人」ではなくて「事（こと）」を問題にするしかありません。もっと言うならば、事の後ろにあるシステムの問題にする。

例えば、トヨタの工場でエラーが起きたときに、「人」がミスをしたからエラーが起きた、「すみません、これから気をつけます」という解決法はあまり良いとは言えません。それでは、また同じようなミスが起きます。なぜかと言えば、人間はミスをするからです。

人の不注意だったとしても、ミスをせずに済むシステムを作ることが大事です。構造のどこにミスが発生する原因があり、どうしたらその原因を払拭できるのか。改良を施して完全ではない人間がオペレーションをしてもミスが起きない仕組みにすることがベストです。VARなんかは、まさにそうです。レフェリーはミスをするという前提が認められた事例の一つです。レフェリーがミスをして「ごめんなさい、これから気をつけます」と謝罪したところでミスが減るわけではない。むしろ、「レフェリーはミスをする人間だから仕方がない。だから他のテクノロジーで補完しましょう」というのがVARの考え方です。

そういう考え方が医療にも必要で、医療でエラーが起きたときに、個々の不注意や未熟さに帰結させてしまうと、結局、問題解決にならないのです。京都産業大学の学生がパーティー（ゼミの送別会）をやって感染が広がったときに散々叩くわけですが、とはいえ、そもそも2月の段階で小中高校は閉じたけれど、大学だけは自由にしていたのです。つまりそれは「大学の人たちは勝手にやってください」という免罪符を与えたようなものです。海外旅行に行くのもパーティーを開くのも特に非人道的な行動ではありません。反社会的な行動でもありませんし、普段だったら責められることではありません。そもそも禁止をされていることでもありません。

ただ、それを実行したら、偶然にもウイルスがいたことで広がってしまったのです。全国には似たようなパーティーを開いた人は一杯いただろうし、海外旅行に行った人も一杯いると思います。ところが、京都産業大学には偶然にもウイルスがいたせいで広がってしまった。彼・彼女らがパーティーをやったこと自体が悪いのであれば、全国でパーティーをやった人をすべて見つけ出して全員を処分したり批判するべきなんです。でも、それをせずに、偶然にもウイルスがいて感染してしまったことは良くない、と指摘することはあまりフェアではありません。

予防したいのであれば、仕組みの問題に転嫁させるべきで、個人の問題に転嫁させてはいけないのです。

そして、何よりも問題なのは、個人の問題にして、そうやって責め立てる文化ができてしまうことです。そうなると、次に何が起きるかは明らかです。それは隠蔽です。次は「もう問題はなかったことにしよう」となり、みんなが物事を隠すようになる。旅行したことを黙っておく。パーティーをしたことを黙っておく。そうして病気がどんどん広がっていく、というもっとも良くないパターンに陥ります。

これは医療事故でも同様ですが、要は**ノーブレーム**と言って、事故を起こしても個々の医者や看護師を処罰せず、事実関係を確認しましょう、とすると構造問題がはっきりわかります。少なくとも個々を責めない方が感染対策上は有利になる可能性が高い、というドライな発想をすることが大事だと思います。

――さきほどの厚労省の問題もそういうスタンスで考えた方が良いですか？

ノーブレーム―医療事故などが起きたときに、ミスを犯した医療関係者を処罰するのではなく、しっかりと事実関係を確認することで事故の再発を防ごうとする考え方。今回の新型コロナウイルスでも感染した個々を責めてしまうと、その他に感染した人が告白しづらくなる環境ができてしまう懸念がある。よって、感染者に対するノーブレームの考え方が浸透したほうが感染対策上は有利になる可能性が高い、という考え方もできる。

その通りです。厚労省の問題も、厚労省の個々の官僚を非難しても彼らは謝り、正すことをしないので意味がありません。厚労省の構造的な問題だと思いますが、あの人たちは一回でも失敗したと認めてしまうと失脚してしまいかねない減点主義で生きているので、失敗は何がなんでも認めないという話になってしまう。忖度問題も同じ構図です。彼らは政治家に忖度しないと出世できません。失脚させられることを恐れて忖度しなければいけなくなってしまう。

そうなると、隠蔽する、歪曲する、消失する、シュレッダーにかける、という文化になってしまうわけです（苦笑）。

――ついにはそもそも記録を残さないという異次元の文化まで出来上がりつつあります。

事実に対する経緯を出さないようになっていきます。とにかく誤魔化せばいいんだ、という発想になるのが一番良くありません。

例えば、チームを強くしたいのならば、どこが弱点なのか、赤裸々に明らかにするべきです。事実を無視し、弱点に目を向けず、観念的に「練習を頑張れば強くなる」と言っているようなチームは絶対に強くなれない。

非常事態という免罪符

間違いを認められない日本社会の病巣

――非常事態だから検証は後回しにしても良い、という人たちがいます。

非常事態だからこそ検証はしっかりとするべきです。**PDCA**とよく言いますが、まず検証をしなければ、次に何が正しいかが言えません。

――結局、終わった後にもきちんと検証をしないような気がします。

そうです。今度は「もう終わったことだから、何でいまさら……」という雰囲気になっていくのです。２００９年の新型インフルエンザのときもそう

PDCA――仕事をどのような過程で回す事が効率よく業務を行えるようになるかという理論。Plan（計画）・Do（実行）・Check（点検・評価）・Act（改善・処置）の頭文字を取って「ＰＤＣＡサイクル」と称される。

でした。「まあ、いろいろとあったけれど、みんな頑張ったじゃないか」で終わりになってしまう。

——サッカーでは試合中に検証をしてすぐに変更を行わないと勝てない状況になってきています。非常事態ではそれぐらいスピード感が大事なのかなと思います。4月2日には厚労省が軽症者を自宅やホテルなどで療養させる体制の準備を進めるように都道府県に通達したと報道されていましたが、さすがにちょっと遅すぎるかなと。

遅いです。自分たちの間違いを認めない人が、常に同じところにいて、手遅れになってから初めて動き出しますから。

——みんなで協力して感染拡大を遅らせて、時間は1カ月以上もあったわけですよね。準備ができていないというのがにわかに信じられなかったのですが、プランBやプランCを考えていないからか、それとも別な問題な

遅いです—岩田先生は、4月13日に行われた5月2日・9日号の『週刊東洋経済』でのインタビューで、水際対策で流行の開始を遅らせ医療体制を充実させるのが目標だったはずなのに、稼いだ時間の上にあぐらをかいて、何の対策もし

のでしょうか？

それはいろいろです。そもそも間違いを認めないのだからプランBはありません。

——プランBやプランCの話で言うと、これまでの日本の感染対策をどのように評価していますか？

感染症対策については3月までの日本はむしろ割とうまくやってきたほうです。なぜか。プランAがうまくいっているからです。ところが4月になって、東京はプランAが破綻しそうになっている。そこで方向転換できなくて困っている。

繰り返しになりますが、プランAがうまくいっている間は日本は割とうまくいきます。しかし、プランAがうまくいかないとなってきたときに、方向転換するのがすごく下手なのでたいがいが遅い。あるいは何もしない。

てこなかったと指摘。軽症患者の滞在先の整備、マスクやガウンの不足、PCR検査のキャパシティ、医療従事者の疲弊など、今になって大慌てで何とかしようとしていると述べている。

だからここで「自分たちは間違っていた。このプランAはやめよう」と持っていけるかどうかが大事なポイントだと思います。それがやれないから自棄を起こし、「マスクを2枚配ります」といったバカげたことになってしまうわけです。

――どうして、そうなってしまうのでしょうか。

昔の日本は弱小国でダメな国という自覚があり、何とか世界でやっていけるギリギリの状態でロシアという強国と戦い、一応は勝ちに持っていった。これを**司馬史観**的に言えば、その辺りから日本はだんだんと狂ってきて「自分たちは何をやってもうまくいく」という話になっていった。うまくいかないシナリオは一切認めなくなった。それが、ノモンハンやインパールでボコボコにやられてしまい、負の連鎖が続いて、いまに至るわけです。

戦国時代だと、戦国武将たちは失敗したときの可能性をリアルに考えていたように僕には思えます。あくまで門外漢の雑感ですが。自分たちの力のな

司馬史観―歴史小説家である司馬遼太郎の一連の作品に現れている歴史観を表した言葉。

さを勘定に入れ、その弱さをアセスメント（見積り）し、生き残るために最善を尽くしているんです。日本は戦後から高度成長期、バブルの頃から、負けはあり得ない、という神話にのるパターンが多いですね。医学も経済もそうです。

結局、いまは新型コロナウイルスで経済状態は相当に悪くなっていますが、それ以前からずっと悪くなっている経済状態も、政府の見解では「回復の傾向にある」という観念的な言葉で表現する行為が延々と続いていました。我々はうまくいっている、というプロパガンダを延々と続けているわけです。これは体質ですね。安倍政権がどうこうの前に、もっと昔からそうだったと思います。

――病巣は深いですね。

これは体質のようなものなので、急には変えることができないかもしれない。でも、変えるしかないです。現実を見据えない限りは先がありません。

「体質だからダメだ」と言ってしまってはいけません。それは、何十年も前に「日本人はサッカーに向いていないからダメだ」と言っていたことと同じです。ダメならば直して変えれば良いのです。

――世界的に見て、今回の新型コロナウイルスへの対策で何かをどこかで間違えたなというポイントはありますか？

細かいところではいろいろと間違えていると思います。でも、大なり小なり、それは時間の問題だったと思います。ボタンのかけ間違えや、細かい戦術の違いはあっても、結論はあまり変わっていなかったと思います。パンデミックとはそういうことです。世界中で感染が起きているということは、こうやればうまくいく、という簡単な解決法はないということです。

――いちおうここで前半終了ということで、後半は実践編としてスポーツイベントの今後について聞いていきます。

HALF TIME
選手紹介
PLAYER INTRODUCTION
岩田健太郎
（背番号7）

私の悲惨なサッカー遍歴

サッカー強豪校に入部も出場機会に恵まれず

――ハーフタイムということで、岩田さんのサッカー遍歴を教えていただけますか。

僕のサッカー遍歴は悲惨としか言いようがないです（笑）。サッカーは1979年、小学2年生から始めました。島根県の小学校です。中学校のときは、そもそもサッカー部がなくて、自分たちで作るところから始めました。たしか部員9人だったかな。最初は1年生しかいないし、11人いないし、負けてばかりのチームでした。高校でも全然試合に出られずにパッとしなかった。指導も初歩的でした。水を飲むな、倒れるまで走れ、基本的な技術なんて何も教わらなかったです。島根県にはテレビ東京系の放送がないので『ダイヤモンドサッカー』もやっていなくて、海外に凄い選手がいるという噂が流れてきても『サッカーマガジン』とかの雑誌でしか見ることができない時代でした。

――サッカーは高校までですか？

大学までです。医学部の部活でちょっとやって、医者になってからはやってなかったんですけど、昨年の春から神戸のサッカースクールに通い始めたんですよ。大人になってサッカーをしたくなった人たちが集まり、初心者の人もいます。楽しく、みんなで和気あいあいとやる感じです。リーグ戦もあるんですけど、そんなにレベルが高いわけじゃなくて、ヴィッセル神戸のコーチたちが教えてくれて、スライディング禁止とかでフェアで楽しくというノリでやってます。

——ちなみにポジションは？

いまはディフェンダー（ＤＦ）をやっています。中盤からＤＦ、おもにセンターバック（ＣＢ）です。なぜかというと、たまたまＤＦをやってくれる人がいなくて、ちょっと「しかたなく」でなりました。が、その後はディフェンスの面白さに目覚めて積極的にやっています。中学校のときもＤＦだったのですが、あのときは「一番下手な人がやるポジション」でした。今はそんなことないですね。もっとも、僕が下手な事実に変わりはないですが。いずれにしても、ディフェンスはめっちゃ面白い。とても勉強になってます。

――高校はちなみにどちらですか?

島根の松江南高校で、当時のインターハイにも出ていて、2年先輩は**小村徳男**さんなんですよ。ただ先輩というだけですけど。

――元日本代表。同じCBですね。先生のタイムラインを眺めていると、イニエスタが好きなそうなのはひしひしと伝わってきます。

イニエスタはすごい好きです。いろいろ影響力が大きいですね。

小村徳男――島根県松江市出身の元プロサッカー選手。屈強なCBとして活躍。プロデビューした横浜F・マリノス時代は井原正巳と最終ラインで名コンビを組み、同時期に揃って日本代表に選出されている。日本が史上初めてワールドカップに出場したフランス大会に登録メンバー入りし、第3戦ジャマイカ戦で途中出場を果たした。ベガルタ仙台、サンフレッチェ広島、横浜FC、ガイナーレ鳥取などでもプレーし、08年で引退。13年に古巣である鳥取の監督を務めた。現在は主に解説者として活躍している。

世界一感染症に詳しいヴィッセル神戸のサポーター

――海外で好きなチームはやはりバルセロナですか？

80年代からマンチェスター・ユナイテッドが好きで、40年来のファンなんです。弱い頃から（笑）。

そう思い出しました。僕は1986年にようやくビデオデッキを買ってもらったので、当時、東京の親戚とか知り合いに『ダイヤモンドサッカー』を録画して送ってもらって、それでテープが切れるまで見るみたいなことをやっていました。FAカップをやっていたので、それを見ていてマンチェスター・ユナイテッドが好きになりましたね。

ちなみに昔、医学生のときに1年間マンチェスターに住んでいたことがあります。

――それは最高に嬉しかったんじゃないですか？

週末はユナイテッドかシティのどちらかの試合を必ず見られた。すごく楽しかったです。当時はどちらもすごく弱かったですけど。まだ立ち見席もあって、立って見ていました。

——古き良きサッカーの時代ですね。

いや、あんまり良くないですよ。今とは似ても似つかぬ、ロングボールを蹴ってCFに落として攻めるみたいな単調な感じですね。

——好きなサッカーはあるんでしょうか？　攻撃的なサッカーがお好きとか？

私のツイッターのアカウントがジョージ・ベスト（@georgebest1969）なんですけど、好きな選手は、ジョージ・ベスト、クライフ、プラティニ、そしていまイニエスタと、あの流れです。知性を感じる選手が好きですね。

——CBも知性が求められます。

僕自身、技術は全然ないんですけど、できるだけ頭は使いたいなと思っていて。いまオッサンなので、技術はなかなか上がらないんですけど、CBってこんなに頭を使うんだと今さらながら日々痛感していますね。

——イニエスタが好きなだけで、ヴィッセル神戸を応援しているわけではない?

すごく応援していますよ。2008年から神戸に住んでいて、ヴィッセル神戸の試合も何回か見に行っているんですけど、当時は守って守ってというサッカーで、そんなにのめり込むようなサッカーじゃなかった。それが、イニエスタを生で見たらかなり根底から覆されました。

――スタジアム観戦にもよく行かれてましたか？

しょっちゅうは行けないんですけど、よく行きます。天皇杯はほぼほぼ行きました。

――けっこう行ってますね（笑）。

元旦の国立も行きました。

――さすが、「**世界一感染症に詳しいヴィッセル神戸のサポーター**」と言われるだけはありますね。

世界一感染症に詳しいヴィッセル神戸のサポーター――神戸のサポーターの間では、「神戸を応援している感染症の専門家」ではなく「やたらと感染症に詳しい神戸のサポ」と認識されているという…。

PLAYER INTRODUCTION 岩田健太郎（背番号7）

2ND HALF
実践編

LESSON. 7
スポーツイベント開催の是非

Jリーグ開催の判断基準

ゼロリスクを求めると試合は永遠に開催できない

――後半は実践編ということで、サッカーなどのイベントの開催是非や選手や観客が行える対策について具体的に話をしていければと思います。

まず感染拡大が続くなかでのJリーグ開催の是非について見解を聞かせてください。

日本の感染マッピングを見ると、感染者がたくさん出ているところとほとんど出ていないところのコントラストがはっきりしています。すごくムラがあるんです。生活一般で言うと、いま患者さんがほとんどいないところで、生活を厳しく制限するようなことをやる意味は小さいと思っていますが、J

日本の感染マッピング――5月7日時点の感染者数は東京4673人、大阪1019人、神奈川901人、埼玉820人、千葉630人、リーグが難しいのは全国にチームが分布しているため、チームやサポーターが移動するところです。つまり、流行していない地域に、流行している地域の人がウイルスを持ってきてしまう可能性があって、そこが大きなネックになります。各地に感染症が分散している現在の状況では、構造的にＪリーグは相性が良くないんです。

これが地域のリーグとかであれば、流行の起きていない場所で開催するということができるかもしれませんが、Ｊ1、Ｊ2、Ｊ3は全国リーグなので難しいですね。

――原則的に流行が起きていない地域同士のチームで試合をするのは問題ないのでしょうか？

問題ないかどうかはわからないですけど、考え方としては問題にする根拠がないということなんです。仮説を言えばいくらでも言えるんです。しかしながら、ある程度の検査数があるなかで、1人も感染者が見つかっていない

北海道585人、兵庫558人、愛知364人、福岡345人の順で首都圏を中心に多く、一方50人に満たない都道府県が30ある。

地域では、ウイルス感染が起こっていると考えるよりは、起こっていないと考えるほうが理にかなっています。感染者がいて発症していれば、どこかで検査にひっかかる可能性が高いですから。これは可能性が高いか低いかの問題で、絶対に正しいとか間違っているとかは言えないものなんです。100%の正しさは求めてもしょうがないことなので、我々はどれくらい可能性が高いかで判断するんですね。

そうすると現在感染がほとんど確認されていない地域では、ウイルス感染が起きている可能性はきわめて低いか、もしくはあっても非常に少ないレベルで存在しているのかのどちらかで、いずれにしてもサッカーの試合をスタジアムでやったからといってそこで流行が広がるリスクは低いと考えます。ただこれが東京や大阪といった感染が広がっているところのチームがビジターで新幹線や飛行機に乗ってきて…ということになると、当然リスクは高まる。これはあくまでも可能性が高いか低いかの問題です。

いかに理性的に危険をおかせるかが大事

――どうリスクを見積もるかということですね。

前半でも申し上げたように、「可能性は否定できない。ゼロではない」という論法を使ってしまうと、何もできなくなってしまう可能性が高いですね。それこそ、新幹線も感染の可能性があるから全部止めようとか…全てがそうなってしまう可能性がある。それでは失うものが大きすぎますね。

どこまで理性的に危険をおかすことができるか。これはサッカーと同じなんです。サッカーも、陣形を崩さなければ点をとられにくくなる一方、点もとれないとなる。リスクはある程度おかさないとダメなところはあるんです。

たとえばドリブルをするとボールをとられる可能性はあるわけですけど、「ボールをとられる可能性があるからドリブルをするな」となるのはまったくナンセンスな議論ですよね。ドリブルをするに値するかは、そのシチュエーションが決めるので、感染がほとんど確認されていない地域というのは、シチュエーション的にはドリブルをする価値がある、つまり危険が大きくないだろうという判断ができる。これが感染が増えている地域になるとやめておこう、となる。

——試合再開にあたって主催側が考えなければいけないポイントはどこになるのでしょうか？

学校も同じで休むことは比較的決めやすいんですけど、いつ再開するかを決めるのは簡単ではありません。再開をどういう根拠でやるか、ゼロリスクを求めてはダメで、それを求めてしまうと下手をすると何年もずっと再開できなくなる。それはまったくナンセンスです。

中断当初は、２つのシナリオが考えられました。ひとつは感染症のリスクが低くなったから再開しましょうというシナリオ。楽観的なシナリオですね。もうひとつは、感染症が広がりすぎてしまって収拾がつかないというシナリオ。現状は後者のシナリオになりつつあります。

もし、我々がこの感染症と一緒に生きていくという覚悟を決めた場合、感染症から逃げ続けるよりも社会活動を再開して感染症のリスクを呑み込むほうが、より合理的です。そんな怖いことができるのかと疑問に思うのかもしれませんけど、２００９年の新型インフルエンザの流行がありましたよね。

——はい、ありました。

あれいつ終わったか覚えてますか？

——……すみません、覚えてないですね。

いまも流行しているんですよ。

——え、そうなんですか。

いま流行しているインフルエンザの3分の1ぐらいは、２００９年に大騒ぎした新型インフルエンザなんです。そうすると、我々は2009年に流行した新型インフルエンザと一緒に生きていく覚悟を決めたわけです。

日本では毎年100万人ほどの方が亡くなり、そのうちインフルエンザでは年によっては1万人とか、それ以上の方が亡くなっている。でも、インフルエンザを怖がって外に出ないということはやっていない。つまり1%ほどの死亡はやむをえないと社会は受け入れているとも言える。

ある程度のリスクは呑み込んで一緒に生きていきましょうということで、我々は落ち着いて生活しているわけです。

新型コロナウイルスがどれだけのインパクトを社会にもたらすかはまだわからないんですけど、最終的にどうしても抑えられないときは、そういう覚悟を決めないといけないかもしれません。我々が2009年にやったように。

——どういったシナリオなら再開を判断すべきですか?

ある程度感染を抑え込めたか、白旗をあげて受け入れるかのどちらかで再開ということになると思います。当然、世界の情勢もふまえなければなりません。

――EUROが延期され、ACLもワールドカップ予選も延期されています

ワールドカップ予選では、これまでも紛争地域を避けて安全な地域で開催するようなことはよくやっていましたが、これだけ世界中に感染が蔓延してしまうと流行地を避けて開催する方法も難しいですね。開催させるためには世界的な協力体制、コンセンサスづくりは大事になってくると思います。

試合延期や中止の判断基準

選手に感染者が出たらJリーグを中止すべきか？

――Jリーグは4月末から段階的な再開を目指すとなっていましたが、選手に感染が相次いだことで再開日程は白紙となりました。現状では「6、7、8月再開の3つのシナリオで日程を組み直している」ということですが、再開時期について、岩田さんの考えを聞かせてください。

J3から3段階の開催というのは慎重なやり方で、良いアイデアだったと思います。各地に感染が拡大している現在の状況では、構造的に全国にチームが分布しているJリーグは相性が良くないので、アウェイの移動を制限するというのも良かったと思います。

ただ、なかなか難しいのは、もし**選手に感染者**が出たという理由が再開を延期する判断のひとつとなると、今後も同じ根拠でどんどん延期が続いていくことになります。そこは悪い前例を作ってしまわないかちょっと心配ですね。

Jリーグを延期することの最大の根拠は、Jリーグを開催することによって感染が広がることであるべきです。つまり、観客の間で感染が広がらないことがポイントです。

選手に感染者が出ることと、Jリーグをやることで感染が広がることは同義ではなく、まったく違うと言ってもいい。

そもそも、Jリーグをやっていないときに選手に感染者が出たからJリーグをやらないというのは論理的に正しくないんです。極論すると、単に雰囲気的に問題だというだけの話です。選手間とかスタッフの感染対策はしっかりやりましょうとか、感染がわかった選手については試合に出さないというのは当然のことですが、感染者がチーム、もしくは選手に出るからJリーグができないというのは論理的には間違っています。

選手に感染者―これまで国内のサッカー選手で感染が発表されているのは、神戸の酒井高徳選手、セレッソ大阪の永石拓海選手、群馬の船津徹也選手のみ。

——ただ、これだけ感染が蔓延しているということで、雰囲気的にはどうしてもそうなってしまう。

まず、雰囲気でモノを決めるのは良くない。大事なのは科学的な判断です。それから論理的に整合性がとれていることも大事です。非合理なモノの決め方というのは良くありません。

——ある記事によると「選手から感染者が出てしまった以上、再開前に全員がＰＣＲ検査を受ける必要があるのではないか」というクラブ関係者の声もあると……。

陰性確認のための検査は科学的には全くの間違いなのでやってはならないです。ＰＣＲはしばしば間違えます（編注／ざっくり言うと陽性なのに陰性と出たり、陰性なのに陽性と出たりする可能性がある）。ＰＣＲを根拠にして感染していないという証明にはなりません。むしろ、もしやるのであれば抗体検査をやって、過去に感染していたかどうかを確認するという手もありますが、それもそんなに生産的ではありませんし、個人的にはおススメしません。

ほとんどの選手は、いまの段階では感染していないと思います。だから、どちらにしてもそうした目的で検査をやる必要はありません。

――**ザスパクサツ群馬のケース**では1人の選手が感染して、他の選手や関係者にも濃厚接触者が多いので選手は全員自宅待機になりました。そうするとチーム運営自体も難しいのではないかと思います。

そうです。感染者が出ると、そのチームが少なくとも一定期間は崩壊する、あるいはチーム運営の規模を縮小する、もしくはトップチームが試合に出られないというようなことがあり得ます。

ザスパクサツ群馬のケース
―群馬は3月31日に船津選手に陽性反応が出たことを発表。チームは活動を休止し、濃厚接触者41人の健康観察を2週間行う。そのうち3人が咳や鼻づまりの症状を訴えたためPCR検査を実施もいずれも陰性だった。

――試合の前日にチームから感染者が出た場合に翌日の試合を中止にすべきでしょうか？

そういう**判断の基準**を決めておく必要がありますね。試合が中止になった場合の勝ち点の数え方とか、そういうものまで全部考えておかないといけないかもしれないです。

――その辺の判断は難しそうです。

おそらくは、練習中に感染する可能性は低いと思っています。

――知り合いと食事をしていたのが原因とされる選手もいるようです。

それは報道なのでわかりませんが、一般論では「3つの密（密閉・密集・密接）」を避けるということを言います。屋外のフィールドでサッカーをし

判断の基準―5月8日に開幕した韓国のKリーグは開催条件を「当面は無観客」「選手たちに感染者が出た場合、当該チームは2週間プレー禁止とし試合を延期」「複数クラブから感染者が出れば中断、続行不可なら打ち切り」と設定。今季の試合数は38から27に変更した。欧州ではドイツのブンデスリーガが政府と州が無観客を条件に開催を認めたことから5月16日の再開を決定した。開催に向けてKリーグ、ブンデスリーガとも全クラブの選手、スタッフに検査を実施し、Kリ

て感染するリスクはゼロとは言わないまでも非常に低いです。ですので、感染者が出たら練習中止というのは理にかなっていますが、感染者を出さないために練習をしないというのは合理的ではありません。

ーグは約1100人全員が陰性、ブンデスは1742人中10人が陽性だったと発表した。

無観客が合理的な理由

空気とか雰囲気で戦術を立ててはいけない

――4月末からの開催を検討していた当初のJリーグはいろいろと対策を発表していました。

観客の間隔を広げる、ということですが、それは感染の程度によります。アウェイの人を規制するのは良いアイデアだと思いましたが、東京とか大阪だと感染者がすごく増えているので、無観客試合の可能性を考えておく必要があると思います。現代のように映像の技術が発達しているときの無観客試合というのは、昔と違って毒の少ないやり方だと思います。DAZNからたくさんお金をもらっていて、興行的に失うモノは相対的には少なくなっているからです。それでも失うモノがたくさんあるのは理解していますが、観客から感染者が多発して、もっと失うモノが増えることを考えると必要な痛みなのかもしれません。無観客試合にすべきと主張しているわけではありませんが、「無観客試合はこういうときに行う」という条件を作っておくべきだと思いますね。

——科学的知見に基づいて、そういう条件をしっかり作っていく。

常に科学的にやるというのはすごく大事です。非科学的なモノの決め方は絶対に良くないです。ムードや空気でモノを決めるというのは、日本あるあるです。空気とか雰囲気でサッカーの戦術を立てるのは、きっとロクなチームではありませんよね。大事なのは論理や計算で、空気に支配されるサッカーチームは絶対に弱いはずです。

ワールドカップのドイツ大会（2006年）とブラジル大会（2014年）で、ちょっと点を取られると**ボコボコ**にやられてしまうとか、ああいう

ボコボコ—ドイツ大会では初戦のオーストラリア相手に前半先制するも後半39分に同点ゴールを決められると一気に崩れて1—3の逆転負け。ブラジル大会では初戦のコートジボワール戦で先制するも後半19分と21分に立て続けに失点して逆転負け。第3節のコロンビア戦も同点で迎えた後半に大きく崩れて1—4の大敗。

のは空気が支配するチームの典型像だと思います。
そうではなくて、たとえ1点を失っても、それは0－1という数字にすぎない。だから、ちゃんと立て直していこうというような、事実に忠実なチームというのは、多少の逆境になっても取り戻すことができます。逆に空気が支配するチームは1点を失うと、萎縮してしまって一気に崩れてしまう。かつての日本代表のあるあるパターンですよね。

——混乱した場合に収拾がつかなくなる。

もうパニックになってしまう。前半でも言いましたが、要するに非理性的、非論理的なモノの考え方、あるいは落ち着きを失うというのは大体が失敗に直結するパターンです。これはすべての領域において言えることです。酒井高徳選手が感染したとか、あるいは他のチームで感染が出たからとパニックに陥るというのは、サッカー協会も、Jリーグも絶対にやってはいけないことです。必ず冷徹に数字を見て、何百何千といるJリーガーとその関係者の中から数人しか出ていないわけです。いまはそれが現実です。ちゃんと現実を見ることが大事です。

そして、未来を見据えることも大事ですね。日本は前例がないことをやるのが苦手で、それゆえか前例を作ってしまうと、それを延々とやり続ける傾向にあります。繰り返しますが、ここで良くない前例を作ってしまうと、未来もずっとグダグダになってしまうので、何を基準にするのかというのはしっかりと決めておく必要があります。

無観客が現実的かつリーズナブルな選択肢

――試合開催にあたって、Jリーグが発表した対策以外にこれをやると良いというのはありますか?

現状を考えると無観客試合が良いと思っています。なぜかというと、スタジアムの中もそうですが、スタジアムに行くまでの移動が結構な人混みになります。

——それは感染拡大が懸念されている地域でという話ですよね？

もちろん。感染者が出ていない地域ならば良いのですが、Jリーグには感染者が多い関東や関西のチームも少なくない。だから基本的には無観客試合が一番リーズナブルだと思っています。

そこまで感染が広がっていなかった開幕直後なら、観客を入れるという選択肢もあったと思いますが、いまの段階では、もう患者さんがどんどん増えていますので、観客を入れてJリーグの試合をするのは、今年に関しては、あまり現実的なシナリオではないと思います。

——無観客であれば、いまのJリーグの再開日程でも問題がないですか？

問題がないかはわかりませんが、それが一番現実的だと思います。

――Ｋ１の問題がありました。自治体が自粛要請をする一方で、補償もないので開催に踏み切る主催者。そういうケースは、これから続いていくと思います。

こういう状況なので、誰も損をしないというのは難しい。バルセロナだって給料が70パーセントカットですよね。みんなで痛みを分かち合っている。だからといって、何も補償はしないけれど「やめてくれ」というのは辛いので、行政は自粛と補償をセットで発信するべきですね。

確かＦＩＦＡは補償すると言っていましたね（各国連盟やクラブの財政難を支援するために緊急救済基金の設置を検討中）。

子どものサッカー大会の是非

サッカーと新型コロナの相性は悪くない

——プロの大会もそうですが、少年サッカーや社会人の大会なども中止になっているようです。

感染が広がっていない地域においては、サッカーの練習はやっても良いと思います。広い空間でボディコンタクトの少ないサッカーや野球って、そんなにコロナウイルスと相性が悪いスポーツではありません。逆に相性が悪いスポーツというのは、狭い密室で空気の循環が悪いところでやるもの。卓球、バドミントン、あとは空手、柔道、レスリングなどの格闘技系ですよね。要するにオリンピックの競技は残念ながら相性が良くないんです。

——つまりオリンピック自体が新型コロナウイルスと相性が悪いということですね。

そうです。スポーツを全部やめてしまうというよりは**サッカーやプロ野球**から工夫しながら始めてみて、比較的感染が起きない形で維持できれば、それを良いモデルにして少しずつバレーボールはどうなんだという形で開いていくことができるかもしれません。リスクの低いところから始めて段々と広げるというのは理にかなっていると思います。

——アマチュアの大会で人数が集まってしまう試合はどうですか？

やはり観客が問題だと思います。少年少女のサッカーだと親ですかね。以前部活のお話のときも言いましたが、いま近所で野球部が再開しているのを見かけるのですが、やっぱり親が危ないと思います。親同士の距離がすごく

サッカーやプロ野球——台湾プロ野球は5月8日、観客上限1000人で試合開催。入場時の検温、消毒、観客のソーシャルディスタンス確保、マスク着用、事前の実名登録などの防疫対策を行ったとされる。台湾は4月上旬にサッカーと野球を無観客ですでに開幕している。

短い。いろいろとおしゃべりをしているので、あれが実はヤバいです。

緊急事態下の学校再開は不揃いなオフサイドトラップ

――学校が休校となると、部活にも厳しい意見がありそうです。

部活の問題を考えるときは「部活なんかをやるのはもってのほかだ」という言い方をするのではなくて、部活をやってはいけない前提はどういう条件か、部活をやっても良い前提はどういう条件なのか、を決めるのが大事です。すべてのスポーツイベントも同じですが、開催のための条件をきちんと検討して、いまは無理、いまは良い、という話にしないといけない。

――基準をハッキリと明示することですね。

そうです。地域によってまったく状況や事情は異なるので、一律には、良い、悪いを判断できません。即断してしまうのは乱暴だし、根拠も乏しいということです。雰囲気だけで論じるのは良くありません。

——基準は、基本的には誰が決めるべきですか?

それはプロ、つまり専門家だと思います。専門家のアドバイスをしっかり仰ぐことが大事です。

——緊急事態が宣言されたにもかかわらず、学校を再開しようとした地域がありました。

それはオフサイドトラップをかけようとしているのにDF1人だけ残っているのと同じですね。ラインの上げ下げは連動して行わないと効果が発揮されません。

――子ども同士だとうつりにくいというのは本当でしょうか？

うつりにくいと言っていいです。10歳未満の子どもの患者さんが少ないのは、ほぼほぼ事実です。

――それはデータ的には出ているけれど、なぜかという理由はわからないということでしょうか？

そうです。

LESSON. 8
スポーツにおける感染症対策

チームができる対策

チーム編成は若い選手で監督はテレワークに

――さきほどのスポーツ大会ですが、観客を入れなければ大会自体は開催しても？

僕は春の甲子園は無観客にして開催しても良かったと思います。当時の兵庫県は感染が起きていましたが、クラスターはデイケアとか病院とかで、甲子園とは全然関係のないところでしたからリスクはそんなになかったと思っています。そういう意味でもリスクをちゃんと評価して、高いか低いかを吟味してクールにやるのかやらないのかを決めるというのが大事です。雰囲気や空気で決めるというのがとにかく日本は多いのです。

――ただ、甲子園とかJリーグでも、試合のためにチーム、つまり人が移動する。地域によって感染の濃淡があるなか、それを嫌がる相手チームや自治体もいると思います。

そこが一番の問題でしょうね。チームが移動しないと試合はできませんからね。そこのリスクを飲みこむ覚悟ができるかどうか。

――仮に選手とスタッフが40人ぐらいで移動した場合、その手段は新幹線、飛行機、バスとかになりますよね……。

最少人数で移動してもそのぐらいでしょうね。選手にとってもバス、電車、飛行機は当然リスクになります。リスクをゼロにするのは無理なので、どこまでのリスクであれば許容できるかを決めないといけません。

幸いにしてJリーガーは健康で若い人たちなので死亡のリスクが極めて低

い。百歩譲ってCOVID-19（新型コロナウイルス感染症）にかかっても、ほとんどの人は助かるわけです。リスクが高いのは高齢者や血圧が高い方や糖尿病の方で、要するにほぼJリーガーではないタイプの人たちですよね。仮にかかっても軽症で治ってしまうので、そのぐらいのリスクが許容できるかどうか。許容できないのならばやめた方が良いですね。

——チームが移動するとき、岩田さんならどのようなアドバイスをされますか。

チーム編成は若い選手だけにします。例えば監督が高齢であれば、それこそテレワークにして、若いコーチが現場で指示をするとか、普段はやらないようなことも必要になってくる。ラグビーもそうですが、監督が無線で指示を出すというのは、よくある話ですよね。必ずしも、スタジアムのみんなの輪の中にいないといけないとは限らない。

選手が謝罪する必要はまったくない

――海外からの帰国者が全国に散らばって感染を広める一因になっています。人の移動はどうしてもリスクがともないます。

前半でも触れましたが京都産業大学は集団でのパーティーをやって学生に感染が広がり、そこから帰省などをして四国や北陸に散らばりました。チームが同じところから別のところに移動するだけであれば基本的には散らばらない。神戸の選手が東京に移動して試合をして神戸に帰って来るというようなケースですね。

――気をつけながらやればという感じでしょうか…。

ただ、どんなに気をつけてもダメなものはダメですから、それでも感染するというのはあると思いますよ。酒井高徳選手もすごく気をつけていたと聞いていますが、それでも感染してしまう。どんな人でも感染するリスクはあります。感染するのは油断をしていたからとか、やり方が間違っていたという空気がありますが、感染した人を責めるという発想そのものが非常に良くないと思います。感染が起きたのは偶然にすぎないわけですから、感染者が謝罪をしないといけない空気は間違っていると思いますね。

——でも、感染した選手は全員が謝りながら、申し訳なさそうにコメントしています。

病気になったことを理由に謝るなんていうのは論外で、あまり論理的とは言えないです。

——謝らないといけない空気が絶対にあるんだろうなって思います。

それは空気がモノを決めるからですよ。空気なんかにモノを決めさせたらダメなんです。空気っていうのは謝る根拠でも何でもないですから。

——ウイルスにかかってしまったことで周りに迷惑をかけてしまっているとか、そういう思考になっている気がします。

結果的にはそうかもしれないですけど、世の中に病人なんて何十万、何百万、何千万人といるわけです。僕らは患者さんが来るたびに「何でこんな病気になるんですか、ちゃんと謝りなさい」なんて言わないですよね。何でコロナウイルスのときだけ謝らないといけないんですか？ 酷い話です。それはスタンダードとしては非常にバラバラで、彼らは別に反社会的な行動をとったわけではありません。ご飯を食べるとか、歩くとか、乗り物に乗るとか、一般的な社会生活をしていただけです。

——さきほどの京都産業大学の件と同じで、いかに私たちが空気に支配されているかということですね。

空気に支配されるというのは一番良くないことです。

風邪の症状がある選手は練習にも絶対に出させない

――選手に感染が出た場合、練習だけではなくて、チームで長時間の移動を共にするとか、食事を一緒にとる機会が多いと思うのですが、それは基本的には濃厚接触になるということですか？

それはわからないです。やり方次第かもしれないですね。

――感染者が1人出たら、しばらくは練習もできない、当然、試合もできないとなってしまうのは仕方がないですか。

そうです。それは病院で看護師さんが感染したら、周りの看護師さんも仕事を休まないといけないのと同じですね。それで病院が閉じたりすることもあります。基本的に、スポーツクラブだからといって特別なやり方はありません。

――チーム運営で関係者がとるべき対策は？

風邪の症状が出た選手を試合はもちろん、練習にも絶対に出させないことです。２週間という健康監視の基準がありますので、たとえ元気になってもその期間は監視しなければいけないかもしれません。

実はこの２週間というのは微妙なんですけど、いずれにせよ感染症対策のプロと相談して決めるのが大事で、スポーツドクターの方が少しかじった知識でやるのはちょっと危ないと思います。専門分野がまったく違いますので。

――いま、感染が拡大している地域のチームは通常通りの練習をしても良いですか？

通常のように練習をしてはダメですね。感染の広がりがそれほどないような地域であれば、普通に練習をしても構わないと思います。ただ、街のロックダウンが必要なくらい感染の広がりがある地域では、そもそも家から出てはいけないので——ヨーロッパの多くのチームが、いまそういう状態ですが、そうなると、もうチームの練習なんてもってのほかとなります。

選手ができる対策

試合前の整列も室内でのミーティングも禁止に

――選手たちが普段の生活で気をつけることはありますか？

集団を作らないのは大事ですね。ドイツがやっている3人以上は集まらないというのは理にかなったやり方ですね。集団でのご飯とかはやめた方が良いです。

――トレーナーによるマッサージも危険だったりしますか。

うーん、マッサージをしないでも死なないですから、現段階ではやらない方が良いと思います。回避できる接触は避けたほうが良いです。そもそも2メートルは離れなさいと言っているわけです。2メートル離れながらマッサージってできないですよね。だからマッサージはすごく相性が悪い。基本的に2メートル離れるとか、密閉された空間を避けるとか、たくさんの人が集まらないようにするとか、こういう基本的な原理原則があって、そこから逆算すると何が良いのか悪いのかを導き出すことができます。

――監督の話を聞く試合前のミーティングは?

それもなるべくやらない方が良いと思います。円陣を組むのもやらない方が良いですね。

――ロッカーでの会話とかも2メートル離れないと。

むしろグラウンドでやった方が良いですよね。ミーティングもアップしているときにやってしまうとか、作戦は事前にメールで送るとか、前日のうちにオンライン会議をやるとか。いまは自宅でディスカッションをするのは技術的には全然可能ですので、やれば良いと思います。監督と何回もオンラインでディスカッションすれば良いんです。

我々も人が集まるような会議はできるだけやめてテレ会議とかにしています。授業とかも全部Ｚｏｏｍでやります。やってやれないことはありません。

——試合中ベンチに座っているサブの選手たちは、距離を空けた方がいいですか？

それも距離は2メートル以上空けた方が良いですね。

——試合前の整列や集合写真での肩組みとかは？

ああいうのもやめた方が良いです。やらなくても良いことは一切やらない方が良いです。整列も（スタンドへの）お辞儀もやらない。みんなパッと出て来て、散らばって、試合開始でいい。そもそも握手そのものが良くないですからね。

――アホな質問で恐縮ですが、さすがに試合中は2メートル離れるのは無理ですよね。守備がスカスカになります。

それは仕方がない。そこのリスクは飲み込むしかないです。そもそもサッカーそのものがケガをすることもあるので健康リスクなんです。だからリスクをゼロにするという発想からするとサッカーそのものを全否定しないといけない。コロナウイルスもケガもどっちもリスクなんですよ。

生命リスクで言えば、頭を強く打って死んでしまうかもしれないし、心臓が止まることもあります。最近はヘディングの害が言われていますけど、サッカーは必ずしも健康に良いスポーツではないです。ですので、健康になりたい方がサッカーをするというのは矛盾していて、健康リスクを飲み込んだ上でやるしかないんです。

試合中に避けた方が良いプレーとは？

――試合をやっていてもし選手の中に感染者がいた場合は、ピッチにいる選手はほぼ濃厚接触ということになるんでしょうか？

たぶん、あまりならないと思いますね。過去にアメリカンフットボールの試合で、ノロウイルスの感染者のいるチームが試合をして対戦相手にも感染させてしまったケースがありました。新型コロナウイルスはそこまで感染力は強くないので、サッカーほどのコンタクトであればあまりそういうことは起きないと思っています。

――たとえば、競り合って密着したり、セットプレーのような密集状態でも感染はしない？

〈コロナ禍におけるサッカー〉

ベンチ風景

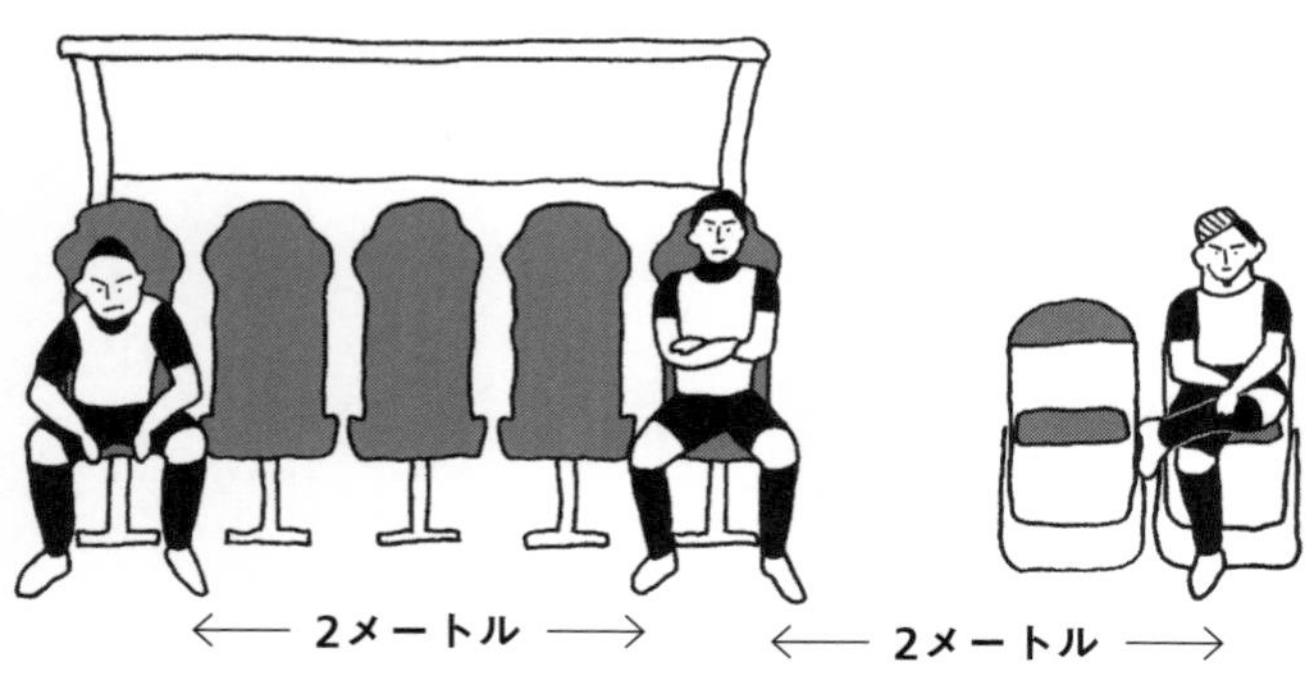

監督がテレワーク

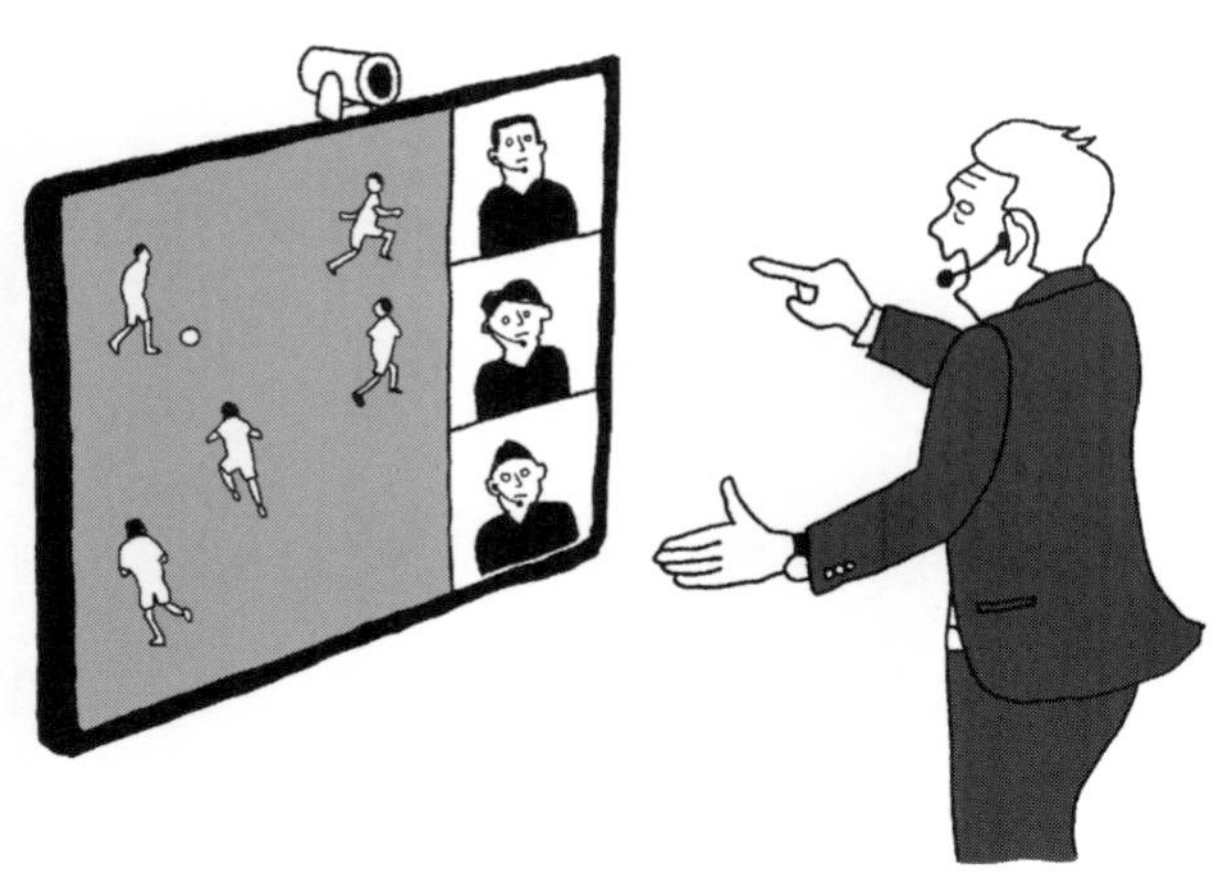

試合中のコーチング

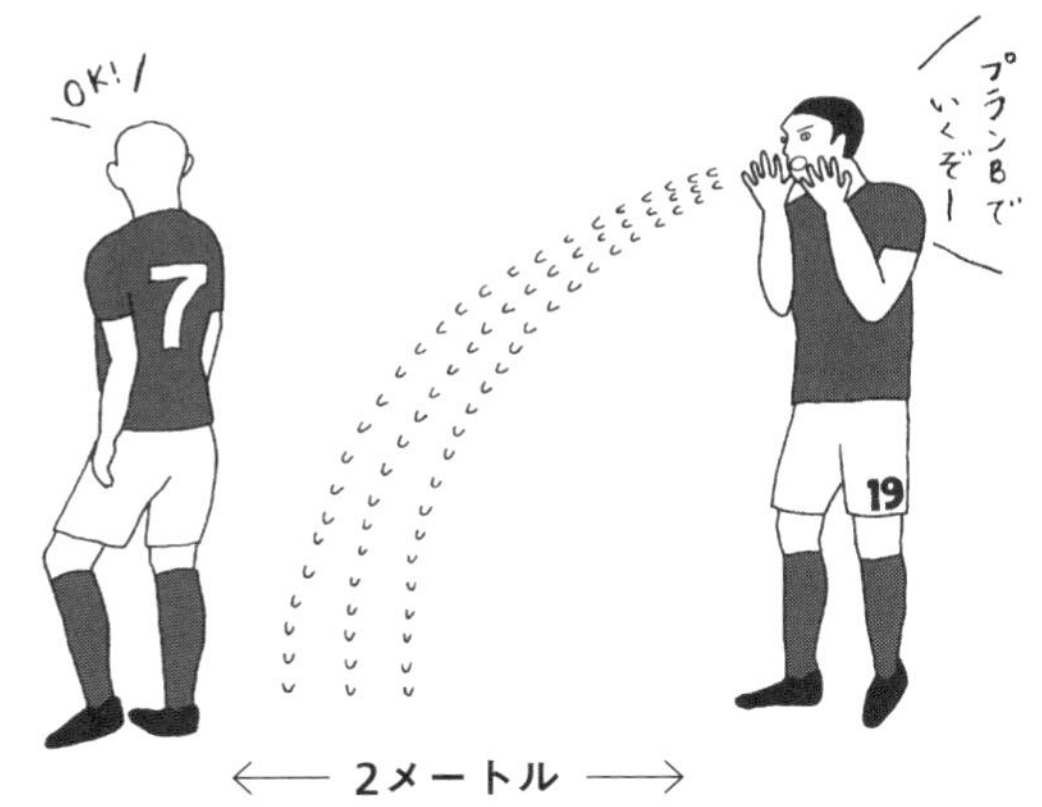

フリーキックの壁

※2メートル間隔を保つ

え?!

感染する可能性は高くないと思います。もちろん、これも絶対にないとは言い切れないんですけど、1試合の90分でいろんな人に感染するということはめったにないと思います。新型コロナウイルスは距離と時間が感染リスクを考える上でけっこう大事なんですけど、サッカーで誰かと長い時間、近い距離でいるということはめったにないですよね。

——確かに瞬間的に近いことはあるけれど、ずっとくっついたりはない。

まぁ、ずっとマンマークしているような選手はたまにいますけど（笑）、そういうことでない限りは。

——となると、**すっぽんマーク**禁止ですね。とにもかくにも距離と時間が大事。

すっぽんマーク—相手が肘打ちをくらわせたくなるくらいしつこくマーキングすること。鹿島アントラーズの黄金時代を支えた本田泰人氏の代名詞だった。

それが大事です。もちろん、何試合かやっていればたまには感染が起きるかもしれませんけど、しっかり対策して工夫していれば、1例、2例発生したところで、Jリーグ全体が崩壊することは絶対にありません。

——では、こんなプレーは避けた方が良いというのを◯と×でお答えください。まずピッチに唾を吐くというのはどうでしょうか？

やめた方が良いです。

——ドリンクの回し飲みはどうですか？

やめた方が良いです。

——交代のときのハイタッチは？

やめた方が良いです。

――ユニフォーム交換は？

やめた方が良いです。

――国歌斉唱はどうでしょう？

うーん、やり方次第ですけれど、多分やめた方が良いですよね。そもそも整列はやめた方が良いので。

――審判に顔を近づけての抗議。

やめた方が良いです。顔を背けてやる。

——普段なら侮辱していると思われそうですが、いまは紳士的行為ですね。噛みつくとかキスをするなどは？

絶対にやめた方が良いです。噛みつくのはあまりいないと思いますから、そこはあまり心配ないですよね。スアレスぐらいですからね。

——ピッチに唾を吐いても、ウイルスはピッチに落ちているだけじゃないですか。でも、それを触ると危険ということですよね。

ピッチに唾を吐く行為は問題にはならないのですが、その後でそこにスライディングをしたり、倒れたりする選手が出てくる可能性があります。唾なんて飲み込んだら良いのでやめた方が良いです。

——よくありますが、コーナー付近での執拗なボールキープというのは？

〈試合中の感染リスク行動〉

密着マーク

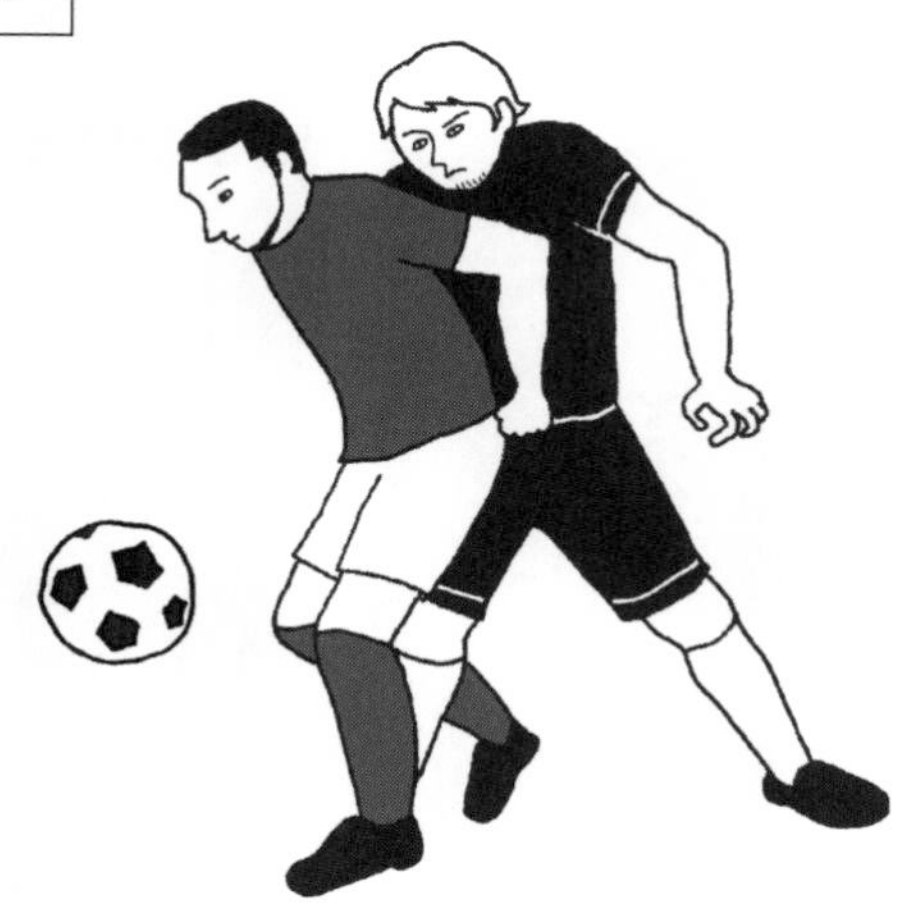

審判に顔を近づけての抗議

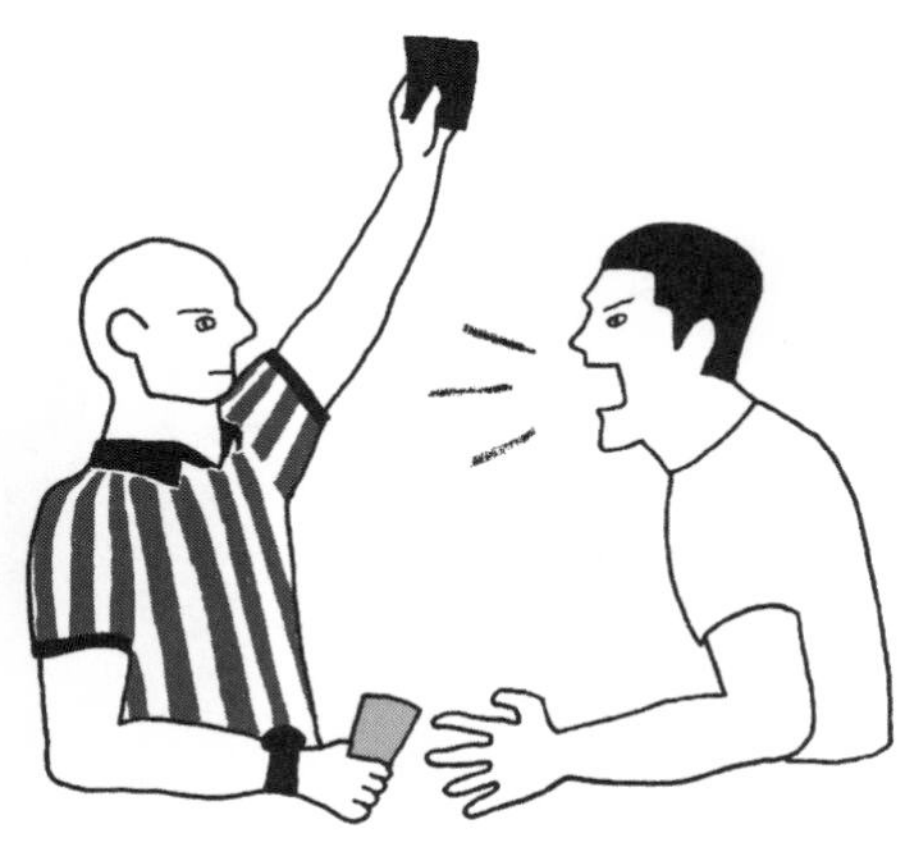

ユニフォーム交換

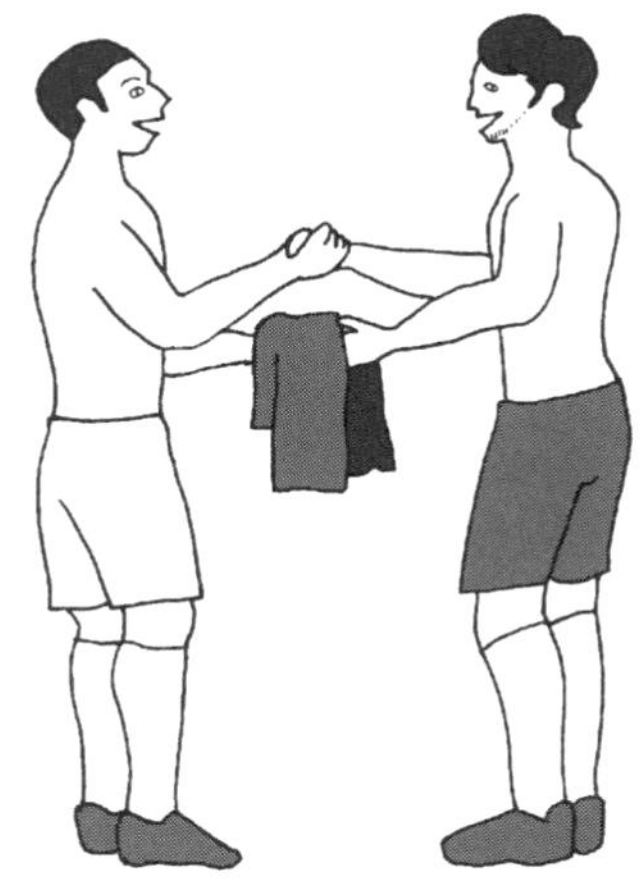

芝生を食べる選手

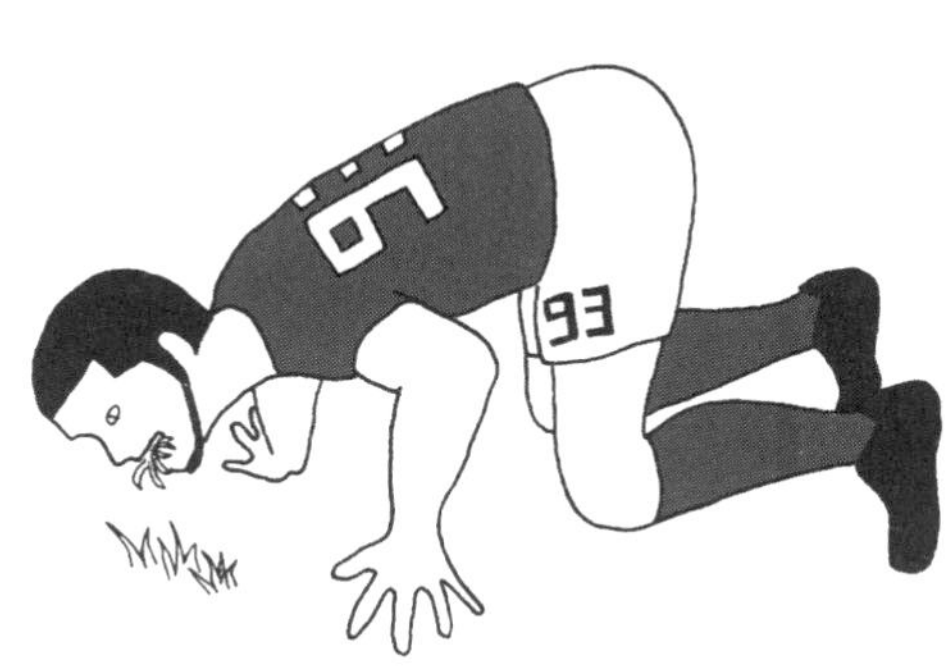

まあ、そこまで言うとキリがないので……しょうがないと思います。

——飛沫を避けるという意味では試合中ムダに喋らないことも大事かと思いました。コーチングするときも距離を空ける。

そうです、2メートル空ければ大丈夫です。

——サッカーが新しいスポーツに生まれ変わりそうですね。

とにかくいまは平時の考えを捨てるべきです。選手も観客もそうですが、「いつもはこうしているのに」ではなく、「これはできないけど、こういう工夫をすればサッカーができるね」というように発想の転換をしていくべきです。

観客ができる対策

感染リスクを下げるには隣の人との距離が大事

——無観客が前提になりそうないま、現実的なシナリオではないかもしれませんが、将来的に観客を入れて試合をするとなったときに、主催者はどういうことを想定すれば良いですか？

まず弁護士に相談して法律的な問題を回避しておいたほうがいいと思いますね。たとえば、スタジアムで感染が広まったときのために、免責事項を入れておくとか。これはまさにプランB、プランCなわけですけど、十分に起こりうるわけです。

チケットを買ってもらうときに、スタジアム内で起きたコロナの感染については、協会、リーグ、クラブは責任を持てません、というのを明示しておくべきです。

あとはJリーグの各チームにドクターがいますが、感染症の対策に詳しい人はほとんどいないはずなんです。クラブ、選手、ファンを守るために基本的なことができているかどうかは、ちゃんと専門の監修を入れて対策をしたほうがいいと思います。

――たくさん人のいるスタジアムは当然、感染のリスクが高いですか？

高いですね。人が集まれば集まるほどリスクは高まりますから。

――屋内、屋外だと屋内のほうがやはりリスクは高いですか？

五十歩百歩ですね。屋根がついていてもあまり変わらないです。

――どうしてですか？

隣の人との距離のほうがより重要です。このウイルスはそれほど飛距離（約2メートル）はないので、屋根が何十メートル上にあってもなくてもあまり変わらない。

ハイタッチやヤジはなるべく避ける

――サポーターが具体的にできる対策は？

開幕戦でヴィッセルがやったような、声を出しての応援を禁止するのは良いと思います。

――飛び跳ねたりも？

飛び跳ねるのはかまわないんですけど、抱き合ったりとか、肩を組み合ったりとか、常識的にそんなもんだよと思ってやっていることがいまはダメなことが多いということです。

――席の間隔をあけるというのはとても有効そうだなと思いました。

効果はあると思いますね。実際にオペレーションするのは難しいと思いますが、開催できないよりはマシだという発想の仕方はあると思います。

――席の間隔も2メートル必要。

2メートルにするのか、座席を2席ほど空けておくのか、それらは合理的にやるしかありません。咳をしていれば2メートルですが、そもそも咳をしていて、くしゃみをしている人はスタジアムに入れないことが大事ですし、本人が自覚しているのであれば出かけないことが肝要です。自分が風邪を引いたら絶対にサッカーを見に行かないことです。

――風邪をひくというのは、どういう状態ですか？

くしゃみとか鼻水とか喉の痛みとか、そういう症状が風邪です。そういう症状があるときは家から出ない。新型コロナウイルスも普通の風邪と同じような症状だからです。Jリーグも風邪をひいた人のチケットは払い戻しできるくらいの覚悟を決めて、風邪の症状がある人は入場させない。来させない。これを徹底することが大事です。

――席の横とか前後とかでのリスクの違いはありますか？

あまりないと思ったほうが良いです。一番危険なのは対面で向き合うことなんですね。口とか鼻からウイルスが飛んでいくので。サッカー観戦ではみんな同じ方向を向いてますから、リスクはそこまで高くない。

〈サッカー観戦における感染リスク行動〉

野次をとばす

チンタラやってんじゃねーよ
うるさい！黙って見てろ！

サポーター同士のハイタッチ

GOAAAAAAL!!

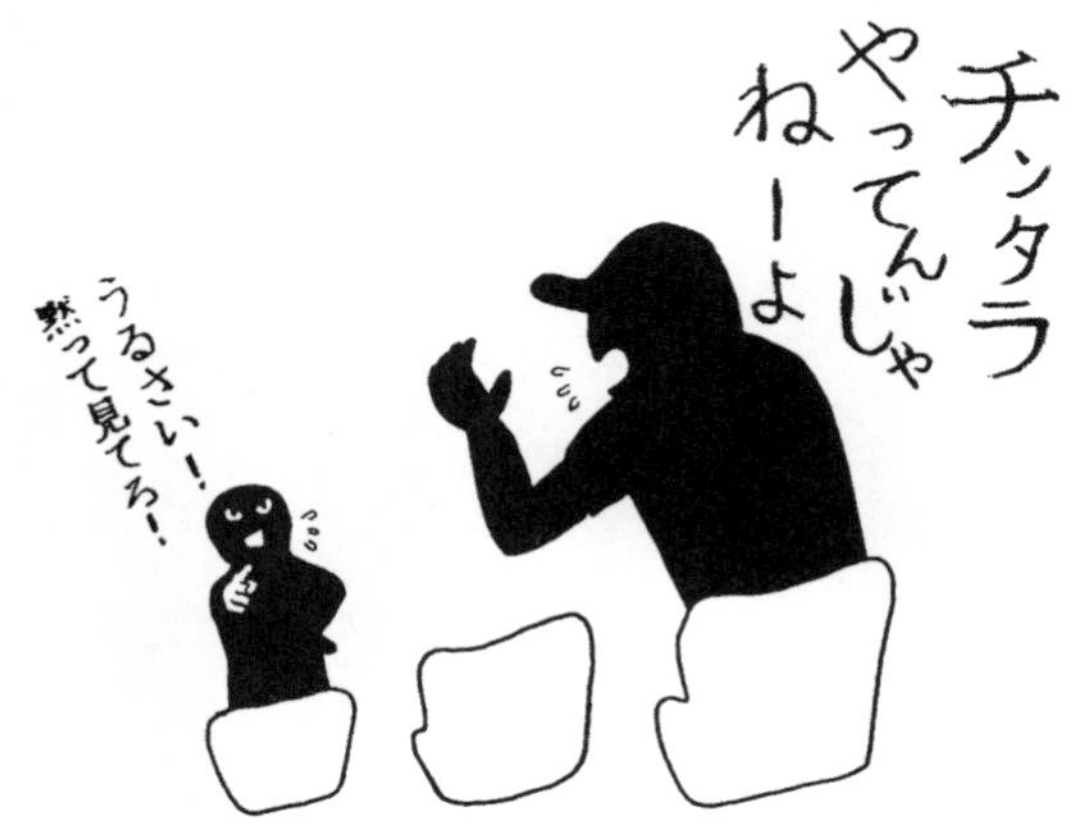

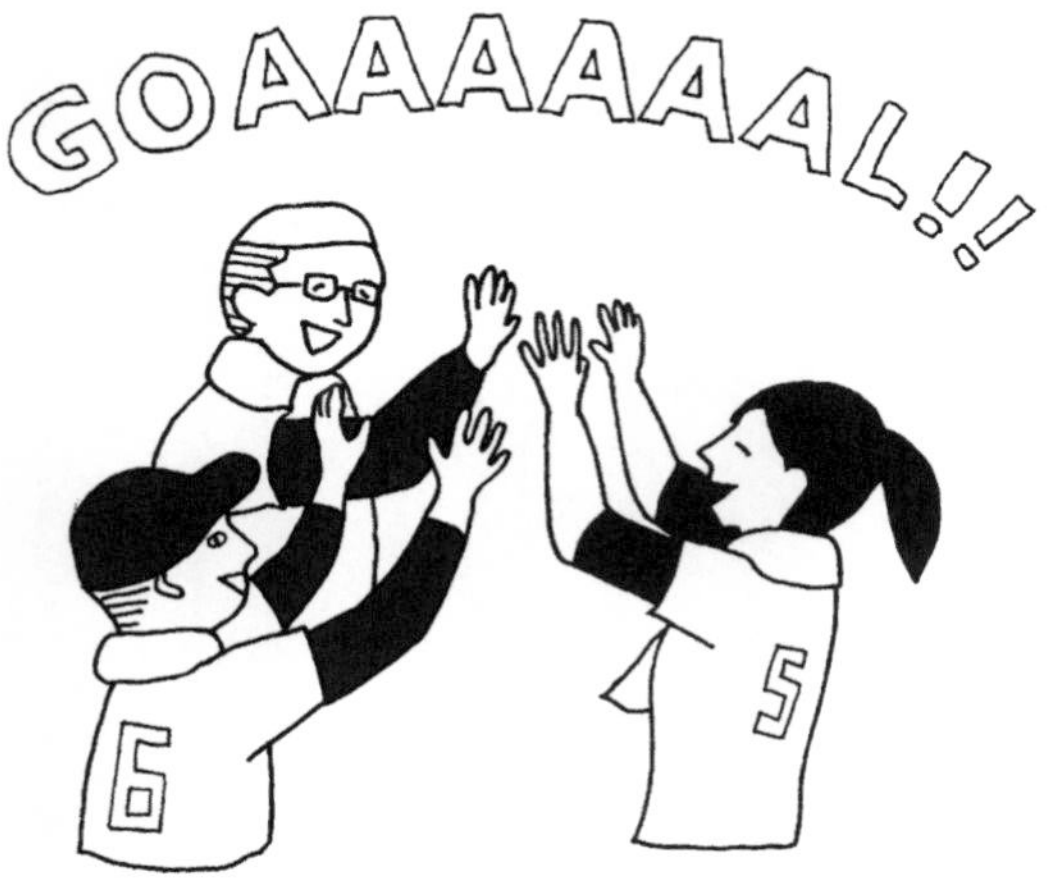

――後ろでヤジを飛ばしているような人がいても？　唾をまき散らして。

後ろを向いて言い返したりしなければ大丈夫です。ひたすら無視して知らんぷりをして前だけ向いて見ることが大事ですね。

――なるほど（笑）。

観戦中は横を向いたりキョロキョロしたりというのはできるだけ避けたほうがいいかもしれません。

――ハイタッチはどうでしょうか？

ボディタッチすることが良くないですからね。

――ということは、手拍子は良い？

手拍子は全然構わないですよ。自分の手と自分の手を叩いているだけですから全然問題ないです。

サーモグラフィはほとんど意味がない

――スタジアムでの飲食は？

今のところはやめておいた方がいいですよね。唾が飛びやすくなるので、当面はやめておいた方がいいです。

――よく公衆トイレが危険だと言われます。便座とかに菌が付着しているとか。

ほとんど関係ないです。トイレに行って便座に座った後で自分のお尻を触ったりしますか？

――あんまりしないですかね。ただフタの開け閉めで触ることがあります。

フタに触ったら手を洗うのが大事ですよね。

――手洗いをすれば、そんなに気にする必要はないんですね。

基本的には手指消毒が一番大事です。手をキチンと洗っていれば、手で触るモノは問題ありません。ウイルスがついた手で目や鼻や口を触るのが問題で、手に傷などがなければ基本的に手から感染はしませんので。

便座に座っても、お尻に微生物がくっつくかもしれないですけれど、コロナウイルスが付いている可能性はほとんどないですね。コロナウイルスはお尻には感染しないですからね。

――スマホを触るのは危険ですか？

それは気にしないで良いです。だって自分のスマホはスタジアムの中でも外でも触りますから関係ないです。

一番わかりやすいのは、さきほどトイレの手洗いの話をしましたが、あれは自分を守る意味ではないんですよ。例えば、自分のおちんちんに付いている菌というのは、自分の手に付いている菌とほぼ一緒なので、微生物の観点からいうと、感染リスクとしては、トイレの後で手を洗っても洗わないでも増えることはありません。自分の中にいる――つまり人間って無菌状態ではありません。喉とか口の中とかたくさん微生物があります。仮に大便をしたとしても、自分のウンチっていうのは、自分のお腹から出てきたものですから、それを仮に触ったとしても、仮に口の中に入れてしまったとしても、それは自分の体の中で自分の菌が循環しているだけですから健康リスクは変わりません。

ただ、その手で他人に触ると、自分の持っている微生物が他人を病気にする可能性があります。だからトイレに行って手を洗わなくても、自分の健康リスクは増えたり減ったりすることはありません。ただ、それをみんながやると、集団としての健康リスクにはなります。そういうことです。

話を戻しますと、自分のスマホに触っても、自分のスマホに付いている微生物というのは、多分自分の手に付いている微生物なので、グルグル回っているだけですから関係ありません。他人のスマホを奪い取って触ったりしなければ関係ないです。

——スマホの画面はツルツルしているから、そこに菌が付きやすいのかなと。

全然関係ないです。飛沫というのは、かなりストレッチな考え方です。スマホはポケットの中に入っていますから、スマホの画面が出てくるのは自分で見るときだけです。だから一般的には関係ないです。アップルとかがキレイにする方法を載せていますが、定期的に拭くようにして、あとはスマホを使った後に手を消毒しておけば、基本的にあまり関係ないです。

――子どもをスタジアムに連れて行くのはどうでしょうか？　子どもはいろんなところに触ります。

うん、それはリスクになりますね。何歳の子どもかにもよります。あちこちベタベタと触って言うことを聞かないような子はやめておいた方が良いですね。

――入場の際のサーモグラフィはそんなに意味がないとおっしゃっていました。

意味がないと思います。サーモグラフィで熱がなくても、コロナウイルスの感染がない証拠には全然なりませんので。むしろ、ちゃんと約束事を守って自己申告をしっかりできるような文化を作ることのほうが大事です。咳やくしゃみや喉が痛いというときは出歩かないというのを徹底しておきたいですね。

――入場ゲートの混雑は当然避けた方が良いですよね。

うーん、まあでも、そういうことを考えるとやっぱり無観客しかない気がします。

ADDITIONAL TIME
新型コロナウイルスとの共存の未来

世界規模の大会の展望

オリンピックまでに抑え込めない可能性の方が高い

——無観客については開催できなくなるよりは、そうやってでも開催した方が良いってことでもありますか。

もちろん開催するのであればですよ。開催しないのも一つの選択肢ですけれどね。

――NBAは7月まで延期だそうです。

それも一つの考え方ですけれど、7月まで延期したところで、何が起こっているのかはわかりません。正直言って、この問題が収まっているとはあまり思っていません。さっきも言ったように、どこかでリスクを背負う決断をするのも一つの考え方だと思います。

――オリンピックは1年ぐらい延期ですが、これも現実的ではない？

1年というのは、あくまでも選手のモチベーションを保つためのものだと思います。あれを5年などと言ってしまったら、ほとんどの選手の心が折れてしまいます。1年というのはギリギリのスパンだったのでしょう。それは政治的に必要な判断だったと思いますが、少なくとも医学的なステートメント（声明）ではありません。1年で抑え込める根拠があるわけではないからです。むしろ抑え込めない可能性の方が高い。来年になって、東京オリンピックを「さらに延ばします」とか「やっぱり中止にします」という事態になっても僕は全然驚かないです。

オリンピックは、とにかくコロナウイルスと相性が悪いです。

――確かに世界規模で人が移動します。

それを言ったらワールドカップもそうなんですけど、オリンピックはワールドカップ以上に世界中から人がやって来るし、出場国も段違いに多いですからね。来年になってコロナウイルスのリスクがなくなっている国はないと思うので、かなり相性が悪いですね。

そういう意味でJリーグは日本という国の中で、ある程度の抑え込みができれば、他の国は無視できるので現実的な目標にはなります。

長期戦で大切なのは走り続けないこと

――2月からずっーと瀬戸際と言われていて、多くの人が疲れてきていると思いますが、まだまだ長期戦になると言われています。

うん、もっと疲れると思います。力の抜き方も考えた方が良いですね。ずっと力を入れていると疲れてしまうので、僕もそうですが、できるだけ抜くときは抜くようにしています。そうしないともたないです。昔のサッカーコーチのように、ずっと「走れ！走れ！」というのはナンセンスです。ケガもしやすくなって、疲労も蓄積する。

サスティナビリティ（持続可能性）ってすごく大事です。一年間しっかり試合に出られたとか、そういう発想が大事です。そのためには消耗し過ぎないようにメンテナンスをする。だからスタミナもパワーも気力も維持しつづける。それが非常に重要です。

――戦争を知らない世代ですが、本当にウイルスとの戦争中のようになっています。

戦争だったら、なおさらサスティナビリティが大事です。気力も体力も保持しないと、一気に枯渇したら戦争は絶対に負けますよ。とにかく根性論で何とかなるという時代ではないので、そういう昭和の発想は絶対に捨てるべきです。

日本の感染症対策と忖度文化

厚労省の医系技官は感染症に対してはド素人

――最後の質問です。日本の感染症対策は進んでいるのか、遅れているのか、どちらでしょうか。

感染症と言っても幅広いので一概には言えないのですが、感染症のサークルの中よりも外ですよね。

政治家や役人にありがちなのですが、専門領域に対するリスペクトが非常に低いです。プロに対するリスペクトが低いと言うべきですね。だから、素人判断みたいなのが、いくらでも跋扈してしまう。スポーツで例えると、居酒屋なんかで「こうするべきだ」というような意見が結構通ってしまう。

典型的なのは厚生労働省です。厚生労働省は素人集団ですから、**医系技官**といっても、医師免許を持っているだけです。感染症に対してはド素人です。だけれど彼らが一番モノを決めているわけです。

アメリカにはCDCという本物のプロ集団がありますが、そこの判断がとても尊重されます。トランプ大統領といえども、CDCの意見は傾聴しないといけないわけです。もっとも、歴代大統領とは違ってトランプさんはあまり、専門家の意見は聞かないみたいですけどね。日本の場合は専門家会議、要は厚生労働省と仲の良い専門家だけを集めています。いわゆる御用学者的な人を集めるだけです。能力の高さとかではなくて、自分たちに気持ちの良いことを言ってくれるかどうかを基準にしています。もちろん、彼らはみな優秀ですけど、等質な集団だから異論は出にくい。僕みたいな、厚生労働省に「ここは良くない」とはっきり言うような人は大体が嫌がられて呼ばれません。

そんな専門家会議の意見を参考に政治がモノを決めるわけです。

医系技官―厚生労働省所属。医師免許・歯科医師免許を有し、専門知識をもって保健医療に関わる制度作りの中心となって活躍する技術系行政官を指す。政策の立案から実施まですべてのプロセスに関与する。(厚労省HP参照)

――まさに空気を読んだり、忖度したり、ということが求められるわけですね。

そう、その辺が大事なわけです。

――それは科学者の立場としては非常に危うくなりそうです。

科学の世界において忖度は一番やってはいけないことです。相手の気分を害するという理由でデータや事実を曲げるというのは、僕らの世界では御法度です。絶対にやってはいけないことです。

――サッカーでいうと、指導者ライセンスを持ってはいるけれど、監督経験のない人が監督をしているみたいな感じでしょうか？

そう、オーナーの覚えが良いとかね。

――指導力よりも政治力があるとか、そういうことにもなってきます。

大体、そういうチームはうまくいかないですよね。

それでも正しく怖がるべき

起死回生の「マイアミの奇跡」は起きるか？

——90分圧倒されっぱなしという戦況の新型コロナウイルスですが、守って、守って、カウンターで1発という**マイアミの奇跡**みたいなことは起きそうにないですか？

いや、起きるかもしれないですけれど……短期的には難しいと思います。どれくらいの長期戦になるのかわからないです。最悪のシナリオは、繰り返しになりますけど、このウイルスと一緒に生きていく覚悟を決めることです。それは人類が白旗をあげるということです。

マイアミの奇跡——1996年のアトランタ五輪で日本がブラジルに対して起こした奇跡。グループリーグで優勝候補のブラジルに対して、序盤から圧倒的に攻め込まれた日本だったが、粘りの全員守備で耐えながら迎えた72分、路木龍次のロビングボールが相手DFとGKが交錯するという考えられないミスを誘発し、こぼれたボールを伊東輝悦が押し込んだ。ブラジルのシュート数は28本と怒涛の攻撃を繰り返したが日本はGK川口能活を中心に虎の子の1点を守り抜き、ブラジルから歴史的な勝利を挙げた。ブラジルのFWベベットは試合映像を振り返ったが「なぜ僕らが負けたのかわからないんだ」と頭を

――集団免疫とはどういうことですか？

多くの人が抗体を作り、コミュニティーでこのウイルス感染が流行しなくなるというシナリオです。

――そうなるには時間がかかり過ぎるということですか？

それはわかりません。みんなが短期的にかかれば集団免疫が作れるかもしれませんが、そもそも集団免疫がつくという話自体が仮説です。本当にそれが起きるかもわかっていません。また、抗体ができるということと、免疫ができるということは必ずしもイコールではありません。しばしば抗体はできているのに免疫はできていない、という現象が発生します。

――2月の段階では、8割の人は治るから怖がり過ぎないで、とおっしゃっていましたが、その見解自体は今も変わりませんか？

抱えたという。この歴史的勝利が日本では「マイアミの奇跡」、ブラジルでは「マイアミの屈辱」として後世に語り継がれている。日本の監督は西野朗氏。

8割の人が治るのは事実です。それ自体は変わっていませんが、感染者の数が増えてしまった。数が増えてしまうと、この病気はめちゃくちゃ怖がらないといけない病気になります。数が増えないときは大した問題ではないんです。でも、数が増えてしまうと、すごく大変な病気になってしまう。重症化するのが2割といっても10人しか患者さんがいないときは大した問題ではありませんが、100人になると結構な問題になります。1万人や10万人になると、もうどうしようもない問題になってしまいます。なので、大事なことは数なのです。この病気は数がすべてです。

——今は怖がった方が良いですか？

怖がるべき病気ではありますが、パニックになって良い理由は一つもないです。どんなに悲観的な状況でも、パニックになることが、パニックにならないときよりもベターな選択になることはありません。

怖がり過ぎても見くびってもいけないということです。

——最前線の対策の現場や病院では、不眠不休でやっている方も大勢いらっしゃると思います。

睡眠は大事です。こういうときに寝ないでがんばるという人がいるんですけど、非常時こそ睡眠とか休養をしっかりとらないといけないです。がんばることが目的になってしまってはいけないと思います。少しでも休めるならしっかり休む。

感染症対策も疲れて睡眠不足だと、必ず判断ミスをします。イライラしている状態でくだす判断はだいたい間違います。ときには冗談を言い合ったりしたほうがいい。そのほうが落ち着けます。

イニエスタを見ていてすごいなと思うのは、オフの間にしっかり休んでるんですね。プレシーズンの合宿とか始まっても、最初は全然仕上がっていないけど、だんだん状態を上げていって開幕に間に合わせる。日本はオフも自主トレして頑張ったりする。いつも頑張っているとアドレナリンが出過ぎて、いざというときに戦えない。

いまもまさに非常事態でアドレナリンが出まくっているけど、そこはあえて出過ぎないようにうまくオフを作ってあげないと、耐えられなくなります。ずっとSNSをしないで休みましょうということですね（笑）。

FULL TIME

本書の存在価値がゼロになる世界が一日も早く訪れますように

まずは本書の作成にご尽力いただいた森哲也さんにこの場をお借りして心から御礼申し上げます。たくさんの的確なご質問をいただいたおかげで、どういったことが皆さんの疑問に思っていることなのか、こちらもかなり明確にすることが出来ました。問答を重ねていくことで、専門領域の世界と、新型コロナのあれやこれやに悩む世間の皆さんの橋渡しができたのではないでしょうか。

本書が出たあとも世界はどんどん変わっていくものと思います。学問的な研究発表もさらになされてくることでしょう。本書で扱わなかった新しい話題が出てくるかもしれませんし、本書で申し上げたことが実は間違いだったた、ということもあると思います。執筆時点（２０２０年4月中旬）においての内容であることは、どうぞ御理解の上本書をご活用ください。

早く、この感染症の問題が片付いて、本書の存在価値が（歴史的意味を除けば）ゼロになる世界が一日も早く訪れますように。

２０２０年5月　岩田健太郎

〈選手プロフィール〉

岩田健太郎

いわた・けんたろう

1971年、島根県生まれ。神戸大学都市安全研究センター感染症リスクコミュニケーション分野および医学研究科微生物感染症学講座感染治療学分野教授。島根医科大学(現島根大学)卒業後、ニューヨークで炭疽菌テロ、北京でSARS、アフリカでエボラ出血熱の臨床を経験。亀田総合病院の感染症科部長を経て、2008年から現職。サッカーは小学2年生から始め、島根の強豪校・松江南高校でプレーするも出場機会には恵まれず。現在はヴィッセル神戸のサッカースクールで研鑽を積みながら、飽くなき向上心をもってディフェンダーを務める現役フットボーラー。心のクラブはマンチェスター・ユナイテッドとヴィッセル神戸。好きな選手はジョージ・ベスト、クライフ、プラティニ、そしてイニエスタ。サッカークラスタ界隈では「世界一感染症に詳しいヴィッセル神戸のサポーター」としてその名を轟かせる。著書『「感染症パニック」を防げ!』『1秒もムダに生きない』(光文社新書)、『絵でわかる感染症withもやしもん』(講談社/石川雅之氏と共著)、『新・養生訓 健康本のテイスティング』(丸善出版/岩永直子氏と共著)、『ワインは毒か、薬か。』(朝日新聞出版)など多数。近刊に『新型コロナウイルスの真実』(ベストセラーズ)、『ぼくが見つけたいじめを克服する方法 日本の空気、体質を変える』(光文社新書)。Twitter:@georgebest1969

新型コロナ
ウイルスとの
戦い方は
サッカーが
教えてくれる

2020年6月3日　初版第1刷発行

著者
岩田健太郎

発行者
澤井聖一

発行所
株式会社エクスナレッジ
〒106-0032 東京都港区六本木7-2-26
http://www.xknowledge.co.jp/

問合先
編集 TEL.03-3403-6796 FAX.03-3403-0582
info@xknowledge.co.jp
販売 TEL.03-3403-1321 FAX.03-3403-1829

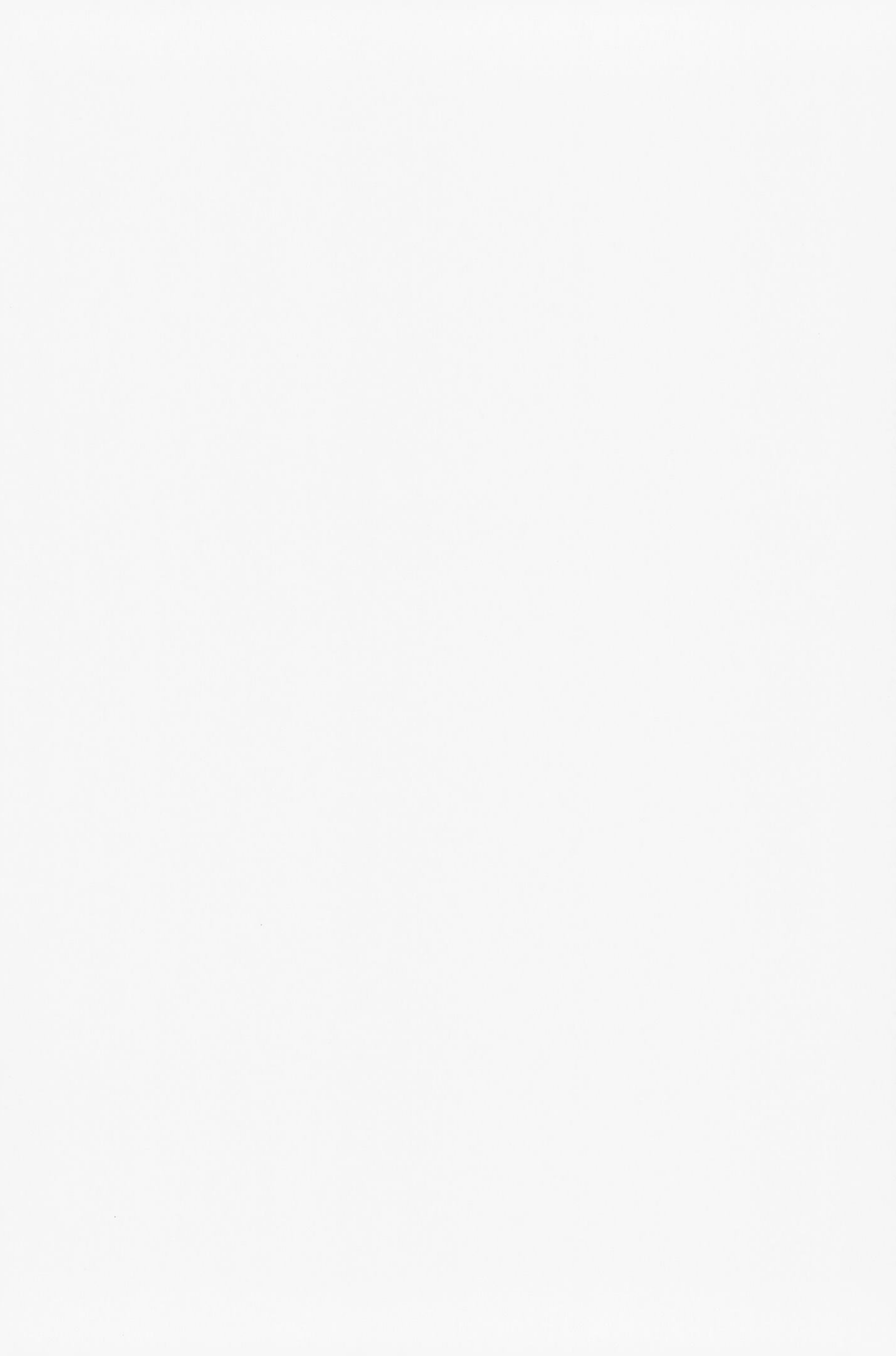